それでもあなたは長生きしたいですか？

終末期医療の
真実を語ろう

富家 孝

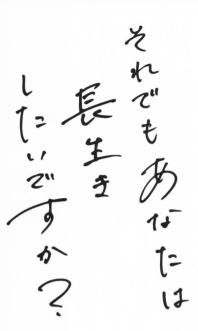

目次

Part2　悔いのない死に方とは？

Part3 有名人の死に思う

Part4 「孤独死」しないために

Part6 糖尿病の不都合な真実

Part9　認知症で死ぬということ

はじめに

また一歩死に近づきました。75歳を超えて後期高齢者の仲間入りをしてから、私は日ごとにそう思うようになりました。

とくに、2022年、コロナ禍のなかで、「突発性難聴《なんちょう》」になり、10日間の入院生活を送ったときから、その思いが強まりました。

突発性難聴というのは、その名の通り急に耳が聞こえなくなる病気です。突発性がつく病気というのは、たいていの場合、原因がわからないということです。ただし、私の場合は、「糖尿病」を発症しているうえ、これまで3度も「狭心症」による心臓の手術を受けています。また、「前立腺がん」も患っています。

つまり、老化が進んで、それがいろいろなかたちで身体に現れているのです。その一つが突発性難聴でした。原因がどうのこうのより、そう考えるのが自然です。

入院中のベッドのなかで、「後期高齢者になるというのはこういうことなのか」「老化とはこういうことなのか」と、改めて思いました。そして、「あと何年生きられるだろうか」と、はじめて大きな不安を感じました。

それまで、病気になってもなんとかやり過ごしてきましたが、これからはそうはいかないかもしれないという不安がよぎったのです。

私は、死を恐れているわけではありません。そのときが来たら、誰にも迷惑をかけず、自然に逝《い》く覚悟はできています。ただ、自分の死がどのように訪れるかわからないことが不安なのです。

医者になって半世紀、開業医、病院経営、医療コンサルタント、プロレスのリングドクター、大学の講師、医師紹介業、老人・介護施設の顧問兼アドバイザー、そして医療ジャーナリストと、さまざまな経験をしてきました。

そんななかで、これまで数多くの死を間近に見てきました。死期が近い方、また、そのご家族からの相談も山ほど受けました。年間、１００を超える死亡診断書を書いたこともありました。

それで思うのは、人生がさまざまなように、死もまたさまざまであるということです。そして、そのさまざまな死のなかで、ご自身の望み通りの死を迎えた人は少ないということです。

私は代々続く医者の家に生まれ、きょうだいも医者になったため、医者に囲まれて育ちました。

そのため、まったく医者になる気はありませんでしたが、父に説得されて医者になったのです。なので、命を救うという強い使命感を持って医者になった方とは、考え方が違うかもしれません。ただ、これまで多くの死を見てきたので、私なりの死生観を持つようになりました。

私の死生観に少なからず影響しているのは、やはり父の死に方です。息子の目から見た父は、歳をとっても元気で、毎日、訪れる患者の診察に追われていました。それが70歳のとき、ある日突然、突発性の大動脈解離《かいり》を起こし、その日のうちに逝ってしまいました。いま思えば、これも老化の突然の現れだったと思います。

死に方ということで言えば、父の死は、いま理想とされている「ピンピンコロリ」（病気に苦しむことなく、直前まで元気で楽しく生き、最後はコロリと死ぬ。最近は「ＰＰＫ」とも呼ばれている）です。

昔は、老人はほとんどが病気持ちでした。病気と老化は同じもので、持病を持たない老人は少なかったのです。老人と言えば、それはなんらかの持病を抱えた死期の近い人でした。

しかし、いまは違います。「人生１００年」と言われるようになり、高齢でも働き続ける元気な老人が増えています。ただし、それは目に見える範囲での話で、じつは施設や家庭には寝たきり老人も多いのです。その存在が見えないだけです。

私はこれまで、終末期の延命治療がいかに人間の尊厳を損なうものか、つぶさに見てきました。

寝たきり老人にとって、長生きほど残酷なことはありません。はっきり言って、自分の力で生きられなくなった人間にとっては、治療による長生きは無意味です。

こうした思いから私は、延命治療だけはしてほしくないと願い、家族にもそう話してきました。父のように1回の発作で死ぬことができればいいのですが、助かって寝たきりになるのはまっぴらごめんです。

本書は、私がこれまでメディアに書いてきたコラム、エッセイを再編集したものと、新たに書き下ろしたものから成っています。

ここ数年、私が連載コラム、エッセイを書いてきたのは、『夕刊フジ』『月刊経済界』『ヨミドクター』(読売新聞の医療・健康ニュースのウェブ)などです。これらのコラム、エッセイのテーマのほとんどが、高齢者の「健康」「病気」「老化」「死」にまつわるものです。そんななかで、反響が大きかったのは「長生きは幸せか?」「幸せな死に方とはなにか?」というテーマで、病気では「がん」「心疾患」「糖尿病」「認知症」です。

本書が、読者のみなさんが現在を生きていく参考になってくれることを切に願います。どうか、元気で長生きをしてほしいと思います。

人は必ず死ぬのです。ただし、いまをどう生きるかで、その死は大きく異なるのです。

Part1 長生きは幸せか？

ここ数年、「人生100年時代」と言われるようになりました。しかし、100歳まで生きる「百寿者」（センテナリアン）は約9万人（2022年）で、そのほぼ9割が女性です。そこで思うのは、私のような基礎疾患を持つ後期高齢者にとって、「人生100年」は絵空事に過ぎないということです。そして、長寿を望むのは構いませんが、ただ単に長生きすることはなんの意味もないということです。

さらに、長生きすればするほど不幸になるのではないかということも、付け加えておきましょう。もちろん、健康体のままで長生きできれば、それに越したことはありません。しかし、長生きすればするほど老化は進み、健康を損なっていきます。

ところが、社会もメディアも単純に長生きを素晴らしいこととして礼賛しています。とくに日本のメディアは、長生きを礼賛するだけで、死がどんなものであるのか、その現実を見ていません。

01 「人生100年時代」の裏でメディアが取り上げない「百寿者」の現実とは？

いつの間にか「人生100年時代」と言われるようになって、注目されているのが「百寿者」です。100歳を超えて生きている人々のことで、英語では「センテナリアン」と言われています。日本では、99歳は「白寿」、100歳は「百寿」、100歳を超えると「仙寿」と言われます。「百寿」では盛大なお祝いをするのが最近の慣例で、自治体からはお祝い金、国からはお祝い状と銀杯が贈呈されます。

では、このようなセンテナリアンは、どんな生活を送っているのでしょうか？

長寿を礼賛するメディアは、元気なセンテナリアンを取材し、「長寿の秘訣」というような報道をよく行っています。また、研究者たちも、センテナリアンの生活習慣を調査し、研究報告書をまとめています。

それらの報道や報告を見ると、センテナリアンには次のような共通点があることがわかります。「幸福感が高く自分の人生を肯定的にとらえている」「毎日必ず体を動かしている」「健康には注意を怠らない」「きちんと食事を摂る」。

日本は世界的にもセンテナリアンが多い国ですが、その理由の一つに「和食」が挙げられています。「魚をよく食べる」「豆腐、納豆、味噌などの大豆製品の摂取が多い」などです。

では、こうしたことが、私たちの暮らしに参考になるでしょうか？

私の答えは、「ほんとんどならない」というものです。というのは、これらの報道や報告は、センテナリアンのほんの一部、１００歳になっても元気な人々の話に過ぎないからです。センテナリアンには、日常生活が自分で行えない、不健康な人のほうが圧倒的に多いのです。

人間、70歳を超えると、体力、知力の衰えを確実に意識します。私も、70歳を超えて、たとえば駅の階段の上り下りなどで、それを急に感じるようになりました。75歳を過ぎて後期高齢者の仲間入りをしてからは、階段の上り下りはさらにきつくなりました。

それで、80歳以上の先輩の医者に聞くと、「富家くん、まだ70歳はいいほうだよ。80歳を超えると、食事をする、トイレに行く、寝るなど、みな、ある程度の努力が必要になる」と言うのです。

私が医学生のころは、老化といっても、80歳、90歳まで生きた人間が少なかったので、想像できませんでした。まして、100歳というのはまったくの未知の世界でした。

しかし、近年は老化の研究が進み、いろいろなことが判明しています。まず、認知症ですが、65歳以上の高齢者全体では約17~18%が認知症であると推計されています。年齢が高いほど認知症である人の割合は高くなります。85~89歳では約40%、90歳以上では約60%の方が認知症です。

となると、センテナリアンはまず間違いなく70%以上が認知症と推計されます。80歳、90歳を過ぎて認知症の症状が進むと、家族の顔もまったくわからなくなり、ついには食べ物を食べ物と認識することさえできず、自力では食べられなくなります。

次に筋力の衰えですが、加齢に伴い筋肉量は40歳くらいから低下します。これを、筋肉を構成する筋繊維で見ると、その数は20歳代に比べ80歳代で半減します。加齢に伴って脆弱《ぜいじゃく》になった筋肉をサルコペニアと言い、これが、高齢者の転倒や寝たきりの原因になるのです。

センテナリアンは例外的に、筋肉の衰えが少なかった人たちですが、それでも助けなしにちゃんと歩ける人はまれでしょう。また、１００歳を超えると、圧倒的に低下するのが、視力と聴力です。日本は「寝たきり老人」が諸外国に比べて多い国です。その数は約２００万人と推計されていますが、センテナリアンの多くがここに含まれるはずです。

１００歳以上の人は、１９６３年にはたった１５３人でした。それが、１９８１年に１０７２人と初めて１０００人を超え、１９９８年に1万１５８人と初めて1万人を超えました。その後、２０１２年に5万人を超え、いまや10万人になろうとしています。

毎年、９月になれば、敬老の日がやって来ます。敬老の日を前にして、厚生労働省は百寿者を発表します。２０２３年９月に厚生労働省が発表した百寿者は9万２１３９人(前年比１６１３人増)です。また、１００歳以上の高齢者のうち女性は８万１５８９人（全体の約88・５％）で、日本のセンテナリアンは圧倒的に女性なのです。

９月の敬老の日に合わせて、毎年、テレビや新聞はお祝い報道を繰り返します。そして、取り上げるのは、１００歳を過ぎても元気に暮らしている方々です。しかし、その向こう側に、どれほどの寝たきりや認知症の方々がいるかは伝えません。メディアも社会も、「老いることはじつは残酷なこと」となどとはけっして言いません。

02 健康でなければ長生きは苦痛。80歳まで生きられればいいと考えている人が大半

「人生100年時代」といっても、いま生きている私たち全員が100歳まで生きられるわけがありません。厚生労働省の発表によると、2021年の日本人の平均寿命は男性が81・47歳、女性が87・57歳です。ただし、これはいま生きている私たちがその年齢まで生きるという意味ではありません。

平均寿命とは、その年に生まれた人が、何歳まで生きられるかを示したものに過ぎません。そこで、なにがもっとも現実的なデータかというと、「平均余命」です（表1）。これは、「ある年齢の人が、あと何年生きることができるのか」（期待値）を表します。では、どうやってそれを知るかというと、厚生労働省が発表している「簡易生命表」を使います。

たとえば、最新の「簡易生命表（令和3年）」を使うと、65歳の男性の平均余命は19・85年、女性は24・73歳です。つまり、「いま65歳の男性はおよそ85歳、女性はおよそ90歳まで生きる可能性がある」と解釈できます。

しかし、もっと重要なのが、「健康寿命」です。いくら長生きしても、健康でなければ、人生は意味がなくなってしまうからです。そればかりか、生きるのが苦痛になります。健康寿命とは、「健康上の問題で日常生活が制限されることなく生活できる期間」を表します。つまり、何歳まで健康で元気に暮らせるかの目安です。

表１　年齢別「平均余命」一覧（単位：年）

年齢	平均余命（男）			平均余命（女）		
	2021年	2020年	前年との差	2021年	2020年	前年との差
0歳	81.47	81.56	－0.09	87.57	87.71	－0.14
5歳	76.67	76.76	－0.09	82.76	82.90	－0.14
10歳	71.70	71.78	－0.08	77.78	77.93	－0.15
15歳	66.73	66.81	－0.08	72.81	72.95	－0.14
20歳	61.81	61.90	－0.09	67.87	68.01	－0.14
25歳	56.95	57.05	－0.09	62.95	63.09	－0.14
30歳	52.09	52.18	－0.09	58.03	58.17	－0.13
35歳	47.23	47.33	－0.10	53.13	53.25	－0.12
40歳	42.40	42.50	－0.09	48.24	48.37	－0.13
45歳	37.62	37.72	－0.11	43.39	43.52	－0.13
50歳	32.93	33.04	－0.11	38.61	38.75	－0.14
55歳	28.39	28.50	－0.11	33.91	34.06	－0.14
60歳	24.02	24.12	－0.11	29.28	29.42	－0.14
65歳	19.85	19.97	－0.11	24.73	24.88	－0.14
70歳	15.96	16.09	－0.13	20.31	20.45	－0.14
75歳	12.42	12.54	－0.12	16.08	16.22	－0.14
80歳	9.22	9.34	－0.12	12.12	12.25	－0.13
85歳	6.48	6.59	－0.10	8.60	8.73	－0.13
90歳	4.38	4.49	－0.11	5.74	5.85	－0.12
100歳	1.91	2.21	－0.30	2.41	2.53	－0.12
平均寿命男女差（2021年）				6.10		

出典：厚生労働省「令和３年　簡易生命表」、「第23回生命表（完全生命表）」

最新のデータ、厚生労働省の「健康寿命の令和元年値」によると、日本人の健康寿命は、男性が72・68歳、女性が75・38歳となっています。そこで、令和元年の平均寿命データ（男性が81・41歳、女性が87・45歳）との差を見ると、男性が8・73年、女性が12・06年となります。つまり、平均寿命まで生きると仮定した場合、男性なら73歳ぐらいから約9年間、女性なら75歳から約12年間、不健康な状態で過ごすことになります。日常生活を送るのに、努力や労力を要し、あるいはなんらかの助けが必要になります。場合によっては苦痛を伴うのです。そして、その先に死があるということになります。

では、ここで問題です。

こうしたデータを見ながら、また、漠然と死をイメージしながら、日本人は「何歳まで生きたいか」と考えているでしょうか？

これまで、長生きに関する多くのアンケート調査がありましたが、それらによると、日本人の7～8割が「100歳まで生きたくない」と思っていることがわかっています。

たとえば、婚活事業会社ＩＢＪの「長寿化に伴う人生観と結婚観」に関する調査（20～49歳の独身男女1526名、2019年）では、「100歳まで生きたいと思うか」という質問に、78・2％が「そう思わない」と回答しています。また、ポータルサイトのビッグローブの調査（10～50歳代の男女15000人）では、「何歳まで生きたいか」の質問に対する希望年齢の平均は77・1歳でした。100歳を超えて長生きしたいという人は10・7％に過ぎません。

さらに、日本ホスピス・緩和ケア研究振興財団が全国1000人を対象に実施した調査（2022年）で「100歳以上まで長生きしたい」と思う人は22・0％です。性別では、男性が27・6％に対し、女性は16・5％でした。

これらの調査結果は、じつに興味深いものです。メディアは長寿を礼賛しますが、ほとんどの人がそこまで長生きしたいとは思っていないからです。

その理由は、突き詰めると、長生きが不安だからでしょう。長生きすればするほど、健康面、金銭面での不安が大きくなります。

そこで、問題になるのが、医療側と患者側の意識改革です。これまでの日本の医療は、ひと言で言えば「死なせない医療」でした。終末期医療は、延命にばかりこだわってきました。そのためか、患者側も、「なんとかお願いします」と、延命治療を望みました。その結果、終末期になっても、「胃ろう」「人工呼吸」「人工透析」が行われてきたのです。これは、人間が人間らしく生きることへの冒涜《ぼうとく》とも言えます。

長生きして100歳を迎えると、「百寿者」と言われ、世間もメディアも注目し賞賛します。しかし、百寿者の最大の共通点は「ただ100歳であること」に過ぎません。寝たきりであったり、車椅子がないと日常生活ができなかったり、認知症が進んで自分が誰だかわからなかったりと、健康を害している方のほうが圧倒的に多いのです。

そこでいま、日本の医療は徐々にですが変わろうとしています。これまでのように、少しでも長く生かすということをやめ、人間らしく「死を迎えるための医療」に転換しつつあります。少しでも長く生かすだけの終末期医療の在り方が見直されているのです。たとえば、末期がんなどで死期が近い患者の場合、痛みを抑えるための「緩和ケア」が積極的に導入されるようになりました。

患者側も、少しずつですが変わってきています。死期を悟ったら、胃ろう、人工呼吸、人工透析などを拒否し、緩和ケアを含めた総合的な終末期医療を自ら選択するようになってきました。

私たちの目標は、１００歳まで長く生きることではありません。できる限り健康で生き続けることです。

03 長寿の不都合な真実：長生きすればするほど「貧困地獄」に落ちる

若いときは、自分が高齢者になり、老いていくことなどまったく考えないでしょう。平均寿命が劇的に延びたいまは、50歳代になってもそれを考えもしないと思います。

それもあり、「人生１００年時代」が言われ出すと、世間一般に、人間、歳をとっても元気で働きながら暮らしていけるというイメージが広がっています。しかし、それは大間違いです。長生きすればするほど、健康は損なわれ、そのための出費も増えます。

最近、「老後資金２０００万円」が問題になりましたが、多くの世帯はそれを用意することができません。また、現実として、老齢世帯でそんなおカネを持っている世帯はわずかです。金融広報中央委員会によると、全国民の約３割は貯金ゼロです。しかも、どう考えても健康で仕事ができるのは、80歳が限度と思います。

平均寿命の前に健康寿命がやって来るわけですから、それで考えると、女性は75・38歳、男性は72・68歳という健康寿命の「壁」が、自立生活ができる平均的な限界年齢でしょう。

私の周囲を見ても、70歳を超えて仕事を続けている人間はあまりいません。幸い、医師免許は終身で、医者の仕事は一生続けられます。ただし、外科医は体力、技術がいるので、さすがに70歳が限度でしょう。

もちろん、個人差もありますが、平均的に70歳を超えれば、やがて自立生活ができなくなるときが訪れると考えるべきでしょう。そうなれば、ほぼ仕事はできず、継続的に医療・介護に依存しながら生きていくしかありません。しかも、その期間は長いのです。

なぜ長いかというと、現代の医学は、人を簡単に死なせてくれないからです。完全な終末期が訪れるまで、病気の進行を抑えながら生かし続けます。たとえば、糖尿病は治る病気ではありません。いったん糖尿病になると、やがて、尿毒症や神経障害などの合併症を起こして死に至ります。しかし、人工透析を続けることで、死期を先送りします。

日本は寝たきり老人が世界一多い国です。それは、健康寿命を失っても、最期の最期まで生かし続けられているからです。これは、じつに残酷な話です。

私は医師紹介業をしながら、老人施設、老人医療機関などのアドバイザーもしています。そのため、老人施設で寝たきりの方を数多く診てきましたが、「先生、もう生きていてもなんの楽しみもない。早く死なせてください」と言われたことが、何回もあります。

歳をとって体がいうことをきかなくなるのは仕方ないとしても、貧困に陥るのは惨めです。この世界は、おカネなしでは生きられません。普通に暮らすのはもとより、医療・介護にしても、おカネがかかります。年金、貯金でそのおカネを捻出できなければ、貧困生活に陥るしかありません。この現実を、真正面からメディアは伝えません。

つまり、「人生100年時代」というのは、本当は絶望的な暗い話なのです。「生涯現役」とも言われていますが、それはポジティブな意味ではありません。本当の意味は、「本当に動けなくなるまで働く」「死ぬ一歩手前まで働く」ということです。なぜ、こうなってしまったのでしょうか？ ついこの前までは、早くリタイアして残された人生を楽しんで暮らすことが理想とされました。それが、少子高齢化などの影響でリタイアができなくなり、生涯現役が国民の義務になってしまいました。

長生きが貧困に陥る現実を表しているのが、生活保護受給者の急増と、その年齢別内訳です。厚生労働省によると、生活保護受給者数は約214万人（約164万世帯）で、そのうち高齢者は約

84万世帯に上っています。生活保護受給者の半分以上が老人なのです。

生活保護費は、国が75％を負担し、自治体が25％を負担しています。いまや国の負担金は約4兆円に迫っており、これは消費税に換算すると2％分がすっ飛ぶ額です。

「長生き」に対するアンケート調査があります。そういうものをいくつか見ましたが、このような未来を予測してか、多くの人が１００歳などという長生きを望んでいません。「80歳まで」というのが、平均的ラインです。

歴史をさかのぼれば、「人生50年」と言われてきました。織田信長の「人間五十年、化天《げてん》のうちを比ぶれば、夢幻の如《ごと》くなり」は有名です。近代までの日本人は、そういう認識だったと思います。

平均寿命の推移を見ると、戦前までは男女ともに平均50歳で、１９５０年代に60歳代となり、それがいまや80歳を超えました。

ただし、平均寿命が50歳だからといって、誰もが50歳くらいまでしか生きられなかったということではありません。昔は子供の死亡率が高かったために、計算上平均寿命が短かっただけです。戦後、医学の進歩で乳幼児死亡率は劇的に下がり、そのうえ、がんや糖尿病など多くの病気の治療法が進歩したので、平均寿命が延びたのです。

75歳まで生きた徳川家康は例外として、江戸時代、明治時代の男性は平均して60歳、つまり「還暦」まで生きたようです。

04　長生き老人を食い物にする、ぐるぐる病院、ブラック病院

いまの日本の社会システムでは、長生きをすればするほど不幸になります。なんといっても、十分な蓄えがなければ、「人生100年」など絵空事だからです。「生涯現役」などと言っても、そんなことができるわけがありません。

それを象徴するのが、貧困老人の増加と、年々増え続ける生活保護受給の老齢世帯の増加です。その数、約90万9000世帯で、これは、全生活保護受給世帯（約164万世帯）の半数以上に上っています。

生活保護を受けると、医療費はタダになります。そこで、この制度を利用して、悪知恵を働かす生活保護受給者がいます。彼らは病気になっても市販のクスリを買いません。必ず病院に行ってクスリを処方してもらうのです。そして、それを転売して現金を稼ぐのです。そういったクスリを仕入れる組織も存在します。また、どんな検査を受けてもタダなので、生活保護受給者ほどよく検査を受けます。

しかし、こうしたことは病院にとっては痛くも痒《かゆ》くもありません。なぜなら、生活保護者の医療費は全額請求できるからです。

ただし、一部の生活保護受給者だけがワルではありません。病院もまたワルで、「ブラック病院」

としか言えない病院が存在します。

たとえば、２０１７年3月に、生活保護法などに基づく医療機関の指定を取り消された大阪府堺市のあるクリニックでは、架空請求が繰り返されていました。

このクリニックでは、２０１１年からの5年間で、他病院に入院中の生活保護受給者に対する架空の診療報酬を請求したり、診察せずに受給者の自宅にクスリを届けて請求したりしていました。

これは、マスコミ的に言うと、「生活保護受給者を食い物にした」行為です。

さらにもっとひどい例もあります。業界で「ぐるぐる病院」と呼ばれる病院です。これは、生活保護受給者の入院患者の「たらい回し」をして儲けている病院です。現在の診療報酬制度では、入院期間が長引くと、その分だけ診療報酬が減算されます。

一般病棟の場合、入院基本料は、7対1、10対1、13対1、15対1の四つのランクがあり、それぞれ診療報酬の点数が異なります。7対1というのは、患者7人に対して看護師を常時１人配置するということで、このパターンがいちばん診療報酬が高く設定されています。

7対1の場合、基本点数は１５９１点＝１万５９１０円で、入院14日までは２０４１点＝２万４１０円、入院15～30日が１７８３点＝１万７８３０円、31～89日が１５９１点＝１万５９１０円。

つまり、長く入院させればさせるほど、病院は儲けが減るのです。そこで、入院患者には病状が回復したらできるだけ早く退院してもらい、新しい患者を受け入れるようにしています。

これは全国の病院のどこでも行われていることですが、生活保護者の認定病院だと、露骨にこれをやっています。

つまり、患者を2週間ごとに転院させ、その間に複数の病院で診療報酬を稼ぐのです。次の病院に行けば、患者の入院日数はリセットされ、また1日目から診療報酬が計算されるのです。これが「ぐるぐる病院」で、いくつかの病院がネットワークになってこれを行っているのです。

このようなブラック病院のネットワークはいくつか存在し、そのなかで生活保護受給者は病院をぐるぐる回っているのです。

生活保護受給者ビジネスは、たいていの場合、暴力団が絡んでいて、患者をまとめて紹介してリベートを稼ぐ、あるいは病院と生活保護受給者がグルになって山分けする、さらに生活保護受給者支援団体が間に入って中抜きをするなど、いろいろなパターンがあります。

「ぐるぐる病院」以上にブラックなのは、生活保護者に嘘をついて、必要のない手術をしてしまう病院です。２００９年に摘発された奈良県のある病院は、これを繰り返していました。この病院では、心臓血管外科や脳神経外科などの診療科を掲げていましたが、生活保護者を連れてきては、必要のない手術をしていました。たとえば、単に肝臓の調子が悪い患者を肝臓がんということにして、手術をしていました。また、心筋梗塞を防ぐという名目で心臓カテーテル手術も行っていました。そうして、手術を施された生活保護者受給者は、なんと１４０人にも上りました。

ブラック病院は、生活保護受給者だけの話ではありません。社会の高齢化が進むにつれ、赤字を抱える病院ならどこでも起こりうることです。

05 現代の「姥捨山」か？ 終末期に入る「療養型病院」の現実

２０２５年に「団塊の世代」がみな後期高齢者（75歳以上）となり、本格的な「多死時代」がやって来ます。すでに、年間の死亡者数は年々増加していて、２００３年に１００万人を超え、２０２２年には１５８万２０３３人に達しました。１日に約４０００人が亡くなっているのです。いずれ私も死亡者数にカウントされることになるわけですが、問題は、いったいどこで、どのような最期を迎えるかです。家族に見守られて自宅で穏やかに死ぬことができれば、それに越したことはありません。また、「ＰＰＫ」（ピンピンコロリ）も一つの理想形です。しかし、それが可能な人はわずかです。

現在、厚生労働省は方針として「病院から在宅へ」を推進し、「在宅死」を奨励しています。しかし、それを可能とするためには、家族の支えが得られ、なおかつ十分な蓄えがなければなりません。そんな高齢者が、いまどれほどいるでしょうか？

現在、各種の老人施設が用意されていますが、これも負担できる金額次第です。負担がもっとも軽く、月10～12万円ほどですむ特別養護老人ホーム（特養）は、いまのところ、まったく足りていません。入居待ちの人が約30万人にも上ります。

また、末期がんで緩和ケアが必要な人や、人工呼吸器や気管切開処置など、終末期の医療ケアが必要な人の行き場となると、さらに足りていません。高額な入居料を払って入った有料ホームでも、末期がんなどになると、退去を迫られるというケースもあります。

つまり、終末期を迎えた慢性期患者の「受け入れ先」が足りておらず、多くの人が「介護難民」「看取り難民」になる可能性が高いのです。

2018年に制度が変わり、要介護の慢性期患者の受け皿とされた「介護療養型医療施設」は2024年3月末に廃止されることになり、「介護医療院」の新設が決まりました。

そのため現在まで、施設の転換や新設が行われてきましたが、病床数はまだまだ不足しています。介護医療院では、食事や排泄、入浴といった身体介助や生活支援など介護分野のサービス提供に加え、喀痰吸引や経管栄養をはじめとした医学管理や看取り、ターミナルケアなどの医療的なケアが提供されます。つまり、介護・医療・住居がセットになっているので、「終《つい》の住処」に足り得るものです。

となると、ここで看取られ死んでいくことができます。

ここで、高齢者が受ける医療サービスについて大まかに説明すると、現在、日本の医療は次の4段階に分けられています。

「①高度急性期」「②急性期」「③回復期」「④慢性期」の4段階で、それぞれのステージ別に医療が提供され、患者は、急性期、回復期を経て療養型病院に移されます。

患者の半数は脳卒中疾患で、糖尿病、慢性腎不全、肝硬変、心疾患、慢性呼吸器疾患、がんなどの疾患も複合して持っています。つまり、寝たきりの患者が圧倒的に多いのです。

いったん入院すると、そこにずっといられると思っている方がいますが、大きな間違いです。診療報酬制度により、急性期病院では90日以内の退院を求められ、その後、回復のためのリハビリ病院へ移ったとしても、そこは介護老人施設へ入所したり在宅に向けて準備を行ったりするための施設で、最長でも180日までとなっています。

したがって、施設に行けず自宅にも帰れないとなれば、最期のときは療養型病院で迎えるほかないのです。

ただし、ひと口に療養型病院といっても、ピンからキリまであります。

2016年9月に横浜市内のある病院で起きた「点滴殺人事件」を覚えている方も多いと思います。この件は、「Part7」の53節で詳述しますが、概要を述べると次のようなことです。

この病院では、入院患者が次々に不審死を遂げており、元看護師が殺人の疑いで逮捕されたのです。彼女は「20人以上殺した。自分の勤務中に患者が亡くなると、家族に説明しなければいけない。それが面倒で苦手だった」と供述しました。

この病院は、死に場所に困った家族の要望で、終末期患者を大量に受け入れていました。75歳以上なら「後期高齢者医療制度」が使え、1カ月10万円ほどですみます。一方、病院側は高度な治療をする必要がないのでコストがかかりません。そのため、寝たきり老人ばかりを引き受ける病院は、全国にたくさんあるのです。

この事件は、殺人事件としてメディアは大騒ぎしましたが、報道は尻すぼみとなりました。それは医療の現実に疎《うと》いメディアも、このような病院が現代の「姥捨山」と薄々気づいたからだと思います。

06 「看取り」とはなにか？ 「終末期医療」（ターミナルケア）との違いは？

人生最期のときに自分がどんな医療・看護を受けて過ごすのか、知らない方が多いのに驚きます。ピンピンコロリという、ある意味で理想的な死に方は例外として、たいていの方は、がんなどを患い、最期は「終末期医療」を受けることになります。そして、最終的には「看取り」によって、この世界から旅立ちます。

そこで、「終末期医療」と「看取り」について、その違いを知っておくことは、本人にとっても家族にとっても重要です。

まず、終末期医療ですが、ここではいま、「緩和ケア」が中心となっています。がんなどの痛みを和らげるために、鎮痛剤、モルヒネ、神経ブロック（局所麻酔の一種）などによる治療が行われます。また、患者の「ＱＯＬ」（生活の質）を重視して、「スピリチュアル・ケア」と呼ばれる精神面のケアも行われます。つまり、主に医学的なアプローチによって、終末期の患者を看護・治療するのです。

これに対して「看取り」は、医学的なアプローチによる治療というより、死を前にした「介護」というべきものです。公益社団法人全国老人福祉施設協議会による「看取り介護指針・説明支援ツール」では、次のように定義されています。

「『看取り』とは、近い将来、死が避けられないとされた人に対し、身体的苦痛や精神的苦痛を緩和・軽減するとともに、人生の最期まで尊厳ある生活を支援すること」

つまり看取りは、患者の食事や排泄の介助や、褥瘡《じょくそう》（床ずれ）の防止など、日常生活のケアが中心になるのです。

これらは、患者にとって大きな違いとはいえませんが、それをどこで受けるかで違ってきます。終末期医療は主に病院の緩和ケア病床、慢性期の療養病床となりますが、看取りは、介護療養型老人保健施設、特別養護老人ホームなどになります。このような介護施設、老人ホームではなく、自宅で看取りケアを受けるケースもあります。ただ、病院や診療所で在宅での看取りを実施しているところは、全医療機関のわずか５％しかありません。

これまでは、患者は終末期を迎えると、入院を余儀なくされ、そこで、人工呼吸器をつけたりする延命治療が行われてきました。しかし、近年は患者の意思を確認する「人生会議」（ＡＣＰ：アドバンスケア・プランニング、終末期医療をどこまで受けるかの意思確認）などの取り組みにより、無駄な延命治療は少なくなってきました。

こういう変化から、２００６年の介護報酬改定において「看取り介護加算」が創設されました。これにより、看取りは広まり、いまでは老人ホームで看取りを行っていないところはほとんどなくなりました。さらに、２０１９年から、介護保険制度に「介護医療院」という新しい施設類型が創設され、ホームでの看取りはさらに広まりました。

厚生労働省の調査によると、特別養護老人ホームの76・1％、老人保健施設の64・0％、介護療養型医療施設の81・9％が「看取りを行っている」と回答しています。

ただし、現代人はやはり病院で死ぬというのが、いちばん多いのです。老人ホームで看取りケアを受けていても、体調が悪化した場合には、最終的に看護師が嘱託医に指示を仰ぎ、協力病院もしくは指定病院に緊急搬送することが多いからです。

老人ホームで息を引き取った場合は、医者が呼ばれて検死を行い、死亡診断書を書いて、家族に死を知らせます。

私はこれまで、数百通の死亡診断書を書いてきました。

看取りケアを行ってほしいときは、各施設にその旨を頼みます。施設では、看取り介護指針、重要事項説明書、急変時や終末期における医療などに関する意思確認書の内容を説明してくれます。そうして、これらに同意すると、「看取り介護計画書」が作成されます。

これが、いまの日本人が死んでいく一般的なプロセスです。ご自身がどのようなプロセスで死を迎えるか、早くから理解しておくことはとても重要です。

07 「緩和ケア」を受けたくとも受けられないという現実

がんなどの終末期の苦しみ、痛みから救ってくれるのが、「緩和ケア」です。緩和ケア体制がある大病院では、専門的な知識と技術を身につけた専門医を中心に、専門の看護師、薬剤師、臨床心理士、ソーシャルワーカーなどがチームをつくり、患者の「ＱＯＬ」を第一に考えたケアが行われます。また、外来でも緩和ケアが行われています。

「人生会議」が推奨され、終末期の過剰医療が問題視されるなか、緩和ケアによって穏やかに死んでいきたいというのは、誰もの願いです。

ところが、この願いはなかなか叶いません。多くの緩和ケア病棟は順番待ちになっていて、順番を待っているうちに患者が死亡してしまったということも起こっています。

緩和ケア病棟に入院するには、まず申し込みをし、次に面談をし、そのうえで順番待ちとなります。このとき、「まだ早い。もっと悪くなってからきてください」と言われたり、「入院が長くなったらいったん帰ってもらいますがいいですね」などと言われたりして、怒って私のところに相談に来る方がいます。

たとえば、肺がん末期で余命宣告された70代後半の女性患者は、「もう治療が終わってあとは死を待つだけになりました。で、最期は緩和ケア病棟で穏やかに逝きたいのですが、入院は無理と断られてばかりです。なんとかならないのでしょうか」と言ってきました。

なぜ、こんなことが起こっているのでしょうか？

まず、病棟数が圧倒的に足りていません。１９９０年に5病棟に過ぎなかった緩和ケア病棟は、２０１２年には５５６８床まで増え、２０２２年現在９５７９床（４６３施設）となっています（日本ホスピスケア協会調べ）。しかし、がんの年間死亡者は約37万人ですから、需要に供給がまったく追いついていない現状です。

さらに、厚生労働省は緩和ケアを推奨しているにもかかわらず、それに反する制度改定をしたからです。

２０１８年の診療報酬改定で、なんと緩和ケアの診療報酬は引き下げられました。それまで１日４０００円だったのが３９００円（外来は３０００円が２９００円）になったのです。これでは、緩和ケアは進みません。

さらに、入院料が次の２段階制になり、病院は条件を課せられたのです。

①入院30日まで１日５０５１０円（31～60日は４５１４０円、61日以上は３３５００円）
②入院30日まで１日４８２６０円（31～60日は４３７００円、61日以上は３３０００円）
（注：健康保険が適用され、高額療養費制度が使えるので、患者が支払う額はこの額ではない）

課せられた条件のうち、①の高いほうを得るには、「１年間の全患者の入院平均が30日未満で、入院意思表示から14日未満で入院させている」、あるいは「患者の15％以上が在宅や診療所に退院する」が必要ということです。

これだと、病院は①を得るために、患者側にぎりぎりまで入院希望を遅らせ、なるべく早く退院してもらうことにするに決まっています。なぜなら、１日の入院料にこれだけの差があれば、年間では１病床につき数百万円単位で収入が違ってしまうからです。

厚生労働省が推進している終末期患者の「病院から在宅へ」のポイントは「時々入院、ほぼ在宅」

です。ともかく、在宅で死んでもらう。そうしなければ医療費の増大で国家財政がパンクしてしまうからです。

そのため、一方で緩和ケアを勧めながら、一方でなるべく入院させないという矛盾した政策をとっているのです。これでは、患者はたまったものではありません。

現在、インターネットでは、緩和ケア病棟に入院するための〝裏テクニック〟まで紹介されるようになっています。

この緩和ケア問題を含めて、「多死時代」に突入したいま起こっているのが、「死に場所争奪戦」です。すでに、介護難民」「看取り難民」は大量に発生しています。誰にも看取られないまま死んでいく「孤独死」も増えています。

いまや、私たちは、競争しなければ、まともに死んでいくことすらできません。

08 この日本で、究極の選択「安楽死」は可能か?

日本では、安楽死について議論はされていても、法制化されて認められる可能性は、いまのところ皆無です。現在、「尊厳死」は認められています。とはいえ、ぎりぎりなんとか認められているという状況です。状況次第では、医師が「殺人幇助《ほうじょ》」の罪に問われる可能性があるからです。

かつて、脚本家の橋田寿賀子さんが「私は安楽死で逝きたい」というエッセイを月刊『文藝春秋』

（２０１６年12月号）に書き、大きな反響を呼びました。有名人で、これほどはっきりと安楽死を望むと言った人はいなかったからです。しかし、橋田さんの願いは叶わず、２０２１年4月に自宅で息を引きとりました。

患っていた急性リンパ腫が悪化し、治療のため都内の病院に入院。その後、自宅のある静岡県熱海市内の病院へと転院し治療を受け、最終的に自宅で亡くなられました。95歳でした。

橋田さんは、安楽死が認められているスイスの例を挙げていました。スイスには安楽死をサポートしてくれるＮＧＯ団体があり、外国人にも安楽死を開放しています。ジャーナリストの宮下洋一氏の著書『安楽死を遂げるまで』（小学館、２０１７年）によると、その費用は１５０万～２００万円（渡航費と滞在費を含めて）。ただ、円安になった現在は、少なくとも２００万円以上はかかるはずです。

処方されたクスリを飲み、約30分で安らかに眠るように死んでいけるといいます。そのため、世界各国からスイスへと、死ぬための旅をする人が後を絶ちません。日本人もすでに何人か利用したと聞きます。

欧米諸国には、スイス以外にも、安楽死を認めている国があります。オランダ、ベルギー、ルクセンブルクの欧州諸国のほか、アメリカのニューメキシコ、カリフォルニア、ワシントン、オレゴン、モンタナ、バーモントの六つの州では、安楽死が合法化されています。患者が強い意志を示せば、医師は死に至る処置を施していいことになっています。

日本には一般社団法人日本尊厳死協会という組織があります。1976年の設立当初は、「日本安楽死協会」という名前でした。しかし、紆余曲折あって名前を変え、これまで「尊厳死法案」の制定を目指して活動を続けてきています。ただ、いまだに法案提出にすら至っていません。「一律に延命を中止するのには無理がある」「社会的弱者の生存を脅かす」「人の死に国家が介入するのはおかしい」などと、反対する声が根強いのです。

尊厳死と安楽死では大きな違いがあります。尊厳死では、延命治療を中止して自然死を待ちます。これに対し、安楽死では医者が死に至る処方（投薬など）を行います。

どちらも患者の意思ですが、安楽死の場合、自分がいつ死ぬか（命日）まで選択できることになります。

ただし、日本では医者が患者の意思を尊重して安楽死させると、確実に「殺人罪」が適用されます。これは、1995年の東海大学付属病院で、医師が患者の望みで塩化カリウムを注射して死亡させた事件で、確定しています。このとき、医師は殺人罪で有罪（執行猶予つき）となりました。

よって、日本ではどんなに望んでも安楽死は叶わないのです。

尊厳死さえはっきり認められず、曖昧なままにされている状況は、改善されるべきだと思います。

そうでないと、終末期の患者に対して、本当の治療はできません。緩和ケアを続け、ある時点で延命治療をやめる。これもかなり慎重に行わなければなりません。

患者の最期の時間をもっと大切にする医療が必要だと、私は常々訴えてきましたが、実現していないのです。

Part2 悔いのない死に方とは?

誰もが自分がどのように死ぬかわからないまま、いつか必ず死ぬときを迎えます。そのため、多くの人が漠然と死に対しての不安を抱えて生きています。

なぜ不安かと突き詰めると、死がどのようなものか誰も語ることができないからでしょう。当然ですが、いま生きている人は「死」を体験したことがありません。よって、死については誰一人、実体験として語れないのです。

私は医者として、これまで何百通もの死亡診断書を書いてきましたが、医者から見た「死」というのは、死に至る基本的な原因によって分けられるだけです。まず、事故死と自然死があり、病態として呼吸不全死、心不全死、中枢障害死、代謝死などがあります。さらに死に至る原因となった疾患があり、死因にはそれを記すことになっています。がんや心疾患などです。しかし、死というのはそんなことで語れるものではありません。

死に対する不安で、もっとも多いのは「苦しみ、痛み」です。「苦しまないで死にたい」と、誰もが思っています。そうして、できるなら「自分の人生に後悔することなく穏《おだ》やかに逝きたい」と願うのです。

09 「65歳」「75歳」「85歳」——長寿を阻む10年ごとの「壁」とは?

私は2022年に75歳になり、後期高齢者の仲間入りをしました。死にまた一歩近づいたわけです。そして、なんとなく嫌な予感がしました。それは、これまでの人生を振り返ると、ほぼ10年ごとに大病をしてきたからです。また、どこか悪くなりはしないかと思ったのです。

案の定、4月のある朝、目覚めるとめまいがし、周囲がぐるぐると回転していました。また、耳奥に雑音を感じたのです。起き上がると立ちくらみがして、これはただごとではないと血圧を測ると、180／110mmHgでした。すぐに脳梗塞を疑い、懇意にしている脳外科医を受診し、点滴と注射治療を受けました。

彼が言うには、「富家さんの場合は、糖尿病を発症しているうえに、狭心症で心臓の冠動脈の手術を3回も受けているので、こういった症状が出るのは当然ですね」とのことでした。ただ、MRIの検査をしましたが、脳梗塞の所見がないので、そのまま帰宅しました。

しかし、その後症状は改善せず、右耳が聞こえなくなってしまい、耳鼻科で診察を受けると、「突発性難聴」と診断されたのです。

こうして、東京共済病院（中目黒）に10日間入院し、副腎皮質ステロイドの投薬治療を受けたのです。これである程度は回復しましたが、いまだに右耳は遠いままです。

突発性難聴の原因はわかっていません。ストレスや過労、睡眠不足などがあると起こりやすいとされ、また、糖尿病が影響しているとも言われています。しかし、やはり老化の現れだと私は思っています。

一般の方は、よく病気と老化を混同しています。病気は治療すれば治りますが、老化は治りません。そして、老化は多くの場合、高血圧、糖尿病などの生活習慣病の発症によって現れます。

私の最初の大病は、57歳のときで、このときは、朝方に左胸が痛くなり、冷や汗が出たので、知遇のあった心臓外科の名医として評判の南淵明宏《なぶちあきひろ》医師の診断を受けて処置してもらい、ことなきを得ました。以来、3度、私は彼の診断・紹介により、心臓の手術・処置を受けています。

1度目は、左冠動脈前下行枝の一部の閉塞《へいそく》で、ステント留置術。2度目はそれから8年後、今度は左冠動脈の上部の狭窄《きょうさく》で、開胸しての冠動脈バイパス手術。3度目は、1度目と同じステント留置術です。いずれも、65歳、70歳と節目の年です。

1回目の処置のとき、南淵医師は「5、10年ごとになにかありえます。気をつけてください」と言いましたが、まさにその通りになりました。


コロナ禍のときは基礎疾患持ちが問題になりましたが、じつは私はほかに二つの基礎疾患を持っています。一つは糖尿病で、これは食事療法と血糖降下薬などの投薬療法を続けています。もう一つは前立腺がんです。早期の前立腺がんで検査によって発見されましたが、こちらは手術を受けずに免疫療法で放置しています。前立腺がんは進行が極めて遅く、暴れないので、早期手術は無用です。手術を奨励しているのは、日本だけです。

というわけで、自身の経験を含めて指摘したいのは、「65歳」で高齢者の仲間入りをしたら、年齢ごとに訪れる「年齢壁」に十分に気をつけてほしいということです。

年齢壁というのは、たとえば「65歳」の次は「75歳」（後期高齢者）、「85歳」というふうにやって来ます。これを乗り越えれば、寿命は伸びます。最近は、和田秀樹氏のベストセラー『80歳の壁』（幻冬舎新書、２０２２年）が注目されていますが、健康寿命を考えると、男性が72・68歳、女性が75・38歳なので、やはり「75歳」が一つの大きな壁ではないでしょうか？

現在、65歳以上人口は３６４０万人（総人口の29・１％）、75歳以上人口は１８７１万人（同14・９％）、85歳以上人口は６１８万人（同４・９％）です。年々高くなる「壁」をどう乗り越えるべきかは、高齢者にとって最大のテーマです。

なお現在、私がいちばん注意しているのは「脱水」です。そのため、水を飲むことをいちばん気にかけています。血管によって問題が起きるのは心臓と脳です。どちらも、水分は十分に必要です。

10　狭心症の手術を３度体験して思う。心疾患による突然死は防げる

70歳代になってから、私は、死を本当に身近に感じるようになりました。前節で述べたように、私はこれまで、３回も心臓の手術を受けて助かってきたので、この思いは歳を重ねるごとに強まります。

私の場合は、いずれも冠動脈が詰まって血流が滞流という、いわゆる狭心症で、懇意にしてきた

外科医・南淵明宏氏の手術を受けました。狭心症が怖いのは、これが突発的に起こった場合は急性心筋梗塞となって、死に至ることがあることです。また助かっても、後遺症が残るケースが多いので、心疾患ほど怖いものはありません。

私が初めて胸に違和感を覚えたのは、57歳のとき。2004年の暮れのことで、朝方に左胸が痛くなり、冷や汗が出たのです。これは心臓の血管になにか異変が起きたと直感しました。医学生のときに、心疾患を起こすと「胸痛、圧迫感、奥歯の痛み、左肩痛」などの症状が出ると習ったからです。もし私が医者でなかったら、しばらく症状をみていたかもしれません。しかし、父親が70歳で腹部大動脈瘤破裂で突然死したこともあり、私は即座に南淵氏に連絡を取ったのです。

CTと心電図では異常が見られませんでしたが、エコーを見ると左室が動いていませんでした。左冠動脈前下行枝の一部が詰まっていたのです。南淵氏の判断でステント留置手術をすることになりました。手術後、「ステントを入れても、何年かすればまた必ず動脈が詰まることがあります。結局、バイパス手術が必要になります」と言われました。

南淵氏が言った通り、最初の手術からちょうど8年後の2012年の暮れ、私は再び胸痛に襲われたのです。このときは背中にも痛みが出ました。それで再び南淵氏に連絡して検査を受けると、今度は左冠動脈の上部がほとんど詰まっていました。

このときは開胸してバイパス手術を受け、ことなきを得ました。約2週間入院して、お正月を病院のベッドで過ごしました。

3度目の手術は2020年。背中に重い荷物を背負っているような感じがし、動くとすぐ息切れがしました。それで、クリニックでCTを撮ってもらうと、やはり右冠動脈が詰まっていました。これはまずいと、即座に南淵氏がいる昭和大学横浜市北部病院に出向き、ステント留置の手術を受けたのです。冠動脈は3本ありますが、右冠動脈は左の2本の冠動脈に比べてサブ的な役割なので、このときはステント留置ですみました。手術翌日には退院でき、その後、今日まで普通に暮らしています。

南淵氏は、冠動脈バイパス手術の第一人者で、年間200例はこなしています。スーパードクターとして、彼の手術手技は定評があります。それを求めて全国から患者がやって来ます。

彼の手術を受けて、私が思ったことは、昔だったらこうはいかなかったということです。私は助からなかったかもしれません。私が医学生だったころの治療といえば、心電図を撮って、ただ冠拡張剤を処方するだけでした。1990年代になるまで、ステント留置手術もバイパス手術もなかったのです。

冠動脈は、心臓の筋肉に酸素や栄養を送っている大切な血管です。これが動脈硬化などで詰まって、心臓が酸欠に陥るのが狭心症です。冠動脈の詰まりを取り除いて、血液の流れを回復する手術は二つあります。一つは「ＰＣＩ」（ステント留置）、もう一つは「冠動脈バイパス手術」です。

ＰＣＩは、先端に風船がついたカテーテルを冠動脈に挿入し、詰まって狭くなっている部分をバルーンで内側から広げ、ステントを留置するという手術です。

冠動脈バイパス手術は、詰まった冠動脈を迂回して、体の他の部位から切り取った静脈や動脈を使ってバイパスをつくり、血流を回復させる手術です。

狭心症の手術に限らず、ほかの心臓の手術においても、人工心肺が必要です。これは、手術をしている間、心臓の代わりに全身に血液を送るポンプ装置と、肺の代わりに血液に酸素を加える装置です。人工心肺は半世紀以上前に開発されましたが、一般的に使われるようになったのは１９８０年代からです。近年では人工心肺を使用せず、心臓を動かした状態で冠動脈バイパス手術ができる方法も確立されています。

このように見ると、心臓に関しての医学技術の進歩は目を見張るものがあります。おそらく、手術に関してもっとも進んだのが心臓手術でしょう。つまり、この進歩がなければ、私はいまこうしているかどうかもわかりません。本当に、感慨深いものがあります。

狭心症、心筋梗塞、心筋症、心臓弁膜症など、心臓に起こる病気を総称して「心疾患」と呼んでいます。心疾患は、「悪性新生物（がん）」に次いで死因の第2位で、年間、約20万人が亡くなっています。

がんは早期発見、早期治療が大事とされますが、心疾患も同じです。心臓病の検査には、心電図検査、胸部X線検査、心臓超音波（エコー）検査、ＣＴ検査などがありますが、冠動脈に関しては「心臓カテーテル検査」をお勧めます。カテーテルを挿入して画像診断する方法ですが、心房、心室、冠動脈の鮮明な画像が得られ、冠動脈のどの血管がどのくらい狭くなっているかがわかります。検査時間は30分ほどで、痛みはありません。

私のケースを一つの教訓として、歳をとったら心臓の検査を1度は行うことを強く勧めます。

11 「65歳の壁」で「フレイル」を感じたら始めるべきこと

現在、世界中で「高齢者」というと65歳以上ということになっています。わが国も然りで、65～74歳を前期高齢者、75歳以上を後期高齢者と呼んでいます。しかし、この分類に、医学的な根拠はありません。とくに、「人生１００年」などと言って、実際に寿命が延びている現在、65歳で高齢者は早すぎるとさえ言われています。

しかし、私は医者としての経験上、やはり65歳は一つの大きな区切りではないかと思います。もちろん、老化には個人差がありますが、65歳を超えると老化の傾向がはっきりしてくるからです。

日本老年学会、日本老年医学会などの調査データを見ると、歩行速度、握力などの運動機能、活動能力指標で見た生活機能など多くの身体機能が、昔に比べて5歳以上は若返っています。なので、もはや昔の基準である「還暦」(60歳)を祝う意味はあまりありません。しかし、65歳は現代人にとっての大きな節目です。なぜなら、平均寿命より重要な健康寿命は、現在男性が72・68年、女性が75・38年だからです。つまり、あと7~10年ほどしか健康でいられないのです。

よって、65歳の壁を乗り越え、その後の10年を健康で過ごすためには、ただ、漫然と生きていてはいけません。


高齢者になると、なりやすい病気はある程度決まっています。列記すると、「高血圧」「心筋梗塞」「不整脈」「心不全」「動脈硬化」「脳梗塞」「脳卒中」「認知症」「糖尿病」「胃がん」「前立腺がん」「大腸がん」「肺がん」「肝臓がん」「メタボリックシンドローム」などです。

あえて言うまでもありませんが、その多くが生活習慣病です。「がん」も生活習慣病に含まれるという見方もあります。つまり、これらの病気の前兆があれば、生活習慣を見直すことが肝要です。

私の経験も含めて言うと、65歳前後で、はじめて息切れを意識しました。走るとすぐに息が切れるのです。また、ちょっとした段差でつまずいたり、片足立ちが長くできなくなったりするのです。

これは明らかな運動機能の低下で、最近の言葉で言うと「フレイル」（虚弱）です。いまや「フレイル健診」も始まり、65歳はフレイルを初めて意識する年齢と言っていいでしょう。医学界は商魂たくましく、次々に新語を広めると感心しますが、一応、フレイルには基準があります。次の5点です。

①体重減少（意図しない年間4・5kgまたは5％以上の体重減少）
②疲れやすい（なにをするのも面倒だと週に3～4日以上感じる）
③歩行速度の低下
④握力の低下
⑤身体活動量の低下

このうち、②と③は、65歳になれば必ず該当するでしょう。では、フレイルを予防するにはどうすればいいのでしょうか？

当たり前ですが、「バランスのいい食生活」「適度な運動」「十分な睡眠」、そして「社会活動への参加」です。私の場合、糖尿病なので食生活はとくに気をつけています。運動はジムに通って積極的に筋トレを行うなどの必要はそれほどなく、1日5000～7000万歩程度のウォーキングが目安です。

私は、「10、8、6の法則」を提唱しています。10は睡眠で十分にとる。8は食事で「腹八分」。

6が運動で、運動量は「若い頃の6割」がめどということです。

最近の老化の研究でもっとも注目されているのは、「社会活動」です。ボランティアなどの活動、地域活動、再就職など、社会に参加していない人の老化スピードは、それをしている人に比べてはるかに早いのです。

よって、間違っても65歳で社会生活からリタイアなどしてはいけません。なんらかの活動は絶対に続けるべきです。

12 体力がガクッと落ちる「75歳の壁」で留意すべきこと

2023年で、いわゆる「団塊の世代」の約7割が75歳以上の後期高齢者になりました。そして、2025年には全員が75歳以上となり、日本の人口の約2割が後期高齢者になります。

しかし、これは単なる統計数値であって、誰もが75歳以上の後期高齢者なれるわけではありません。老化には個人差がありますが、75歳となるとほぼ誰にでも老化が顕著に現れます。まさに75歳は大きな「壁」なのです。

幸い私は2022年に75歳を超えましたが、いわゆる「基礎疾患持ち」で、糖尿病、前立腺がん、狭心症を抱えて生きています。現在男性の健康寿命は72・68年ですが、やはり、それを超えると、老化の進行が速くなります。

若いころは徹夜をしても、少しぐらいお酒を飲みすぎても翌日には回復していました。しかし、年齢を重ねるうちに無理が利かなくなります。病気はしなくとも、体力も気力も衰えます。これが老化です。私のように老化によって基礎疾患持ちになるのはもちろんですが、自分は健康だと思っていても老化は進みます。

ただし、体力、いわゆる身体機能は緩やかではなく、段階的にガクッと落ちます。個人差はありますが、本当にガクッとくるときがあり、その節目が75歳前後と思っていいでしょう。

老化現象の一つに骨折のしやすさがありますが、65～74歳で多いのは、手首（橈骨《とうこつ》）や肩からひじまでの上腕骨、背骨の骨折です。ところが、75歳以上になると、太ももの付け根（大腿骨）の骨折が急増するというデータがあります。

また、がんの年齢階級別罹患者数の統計を見ると、がん患者は年齢とともに増え、75～79歳でピークを迎えています。がんに限らず、糖尿病や高血圧などの生活習慣病も、同じような傾向を示しています。

２０１７年に日本老年学会・日本老年医学会は、高齢者の年齢の区切りを75歳以上とし、それ以下は准高齢者としました。これは、統計的な年齢区分では適切な治療ができないからです。老化の顕著な現れは、高血圧、糖尿病などの生活習慣病ですが、75歳以上になると、症状の現れ方も治療に対する反応も、それ以下の若い世代とは異なるのです。

たとえば、高血圧では、目標値を74歳以下よりも高く１５０／90 mmHg未満としました。血圧は加齢とともに上がり、上を１４０としていたら75歳以上は高血圧患者ばかりになってしまいます。

つまり、75歳以上の後期高齢者はそれ未満の人とは違った見方で治療を行う必要があるのです。高血圧といっても血圧が高いだけではなく、高齢者はなんらかの合併症を抱えています。よって、身体機能の全般を診て治療するというわけです。


これは、個人の健康管理でも同じです。若ければ、ある病気にかかればそれを治療すればすみますが、高齢者はそうはいかないからです。つまり、どの年代でもそうですが、とくに75歳からは、「バランスのいい食事」「適度な運動」「十分な睡眠」「社会参加活動」の四つを総合的に行っていかなければ、老化には勝てません。

さらに、75歳前後からは自分の老化を数値的に知ることが大事です。血圧や尿酸値などの基準値というのは、年齢で区分けされていません。そのため、血圧が低くなっているのに正常値と診断される可能性もあります。つまり老化の進行状況は、自分の過去の数値と照らし合わせて推量することが必要です。

たいていの医者は、たとえば血圧などで基準値を超えるとクスリを出そうとしますが、これを鵜《う》呑《の》みにしてはいけません。高齢者の数値は若い人に適用される数値とは違うのです。その点を留意してご自身の数値を知ることです。

13 「85歳の壁」超えの最大の問題は認知症。認知症は防げないのか？

ここまで、年齢別に「65歳」「75歳」「85歳」と、それぞれの「壁」を超えるためにどうしたらいいのかを見てきましたが、最後の「85歳の壁」となると、これは相当高いハードルと言わざるを得ません。また、健康でない、最悪、寝たきり、あるいは認知機能が衰えた状況で85歳を超えても、それが幸せな長寿と言えるでしょうか？

とはいっても、近年、有名人の長寿者の活躍が目立ちます。なんといっても素晴らしいのは、「長寿本」も出されているタレントの大村崑さん（1931年生まれ、91歳）でしょう。私はテレビの大相撲中継で観戦している大村さんの姿を見るたびに、その若々しさに感心しています。大村さんと同じ1931年生まれの映画監督、山田洋次さんも、本当に元気です。

どうやら、「85歳の壁」を超えてしまうと、90歳代まではクリアできるようです。不思議なことに、大女優さんはみな長寿です。香川京子さん（1931年生まれ、91歳）、岸恵子さん（1932年生まれ、90歳）、草笛光子さん（1933年生まれ、89歳）、若尾文子さん（1933年生まれ、89歳）、そして黒柳徹子さん（1933年生まれ、89歳）。

『徹子の部屋』で黒柳さんを見るたびに思うのは、「生涯現役」ということです。つまりいかに現役でいることが長生きと結びつくかということで、これには調査研究データもあります。

人間は「社会的動物」と言われるように、社会とのつながりが生きている証《あかし》なのです。それがなくなると、寿命も尽きます。

「85歳の壁」に関しては、「認知症」抜きには考えられません。認知症の発症時期は個人差がありますが、統計的に見ると、65歳以上の高齢者全体では、約17〜18％が認知症と推計されています。年齢的には高くなるほど割合が増し、85〜89歳では約40％、90歳以上では約60％に達します。

認知症は特定の病名ではなく、もの忘れや判断ができなくなる状態全般のことを指し、よく言う「ぼけ」とは違います。誰でも歳をとればもの覚えが悪くなります。これは脳の老化によるものですが、認知症は脳の神経伝達細胞が加齢で壊れるために起きます。

認知症に関する質問でもっとも多いのは、「治せますか？」ですが、残念ながら、治せません。

日本人の認知症の6割以上を占めているアルツハイマー型認知症の発症要因は、タンパク質の一種「アミロイドベータ」（Aβ）という物質が脳に蓄積され、神経細胞の働きを阻害するからとされています。いまのところ、これを脳内から除去したり、その生成を止めたりする決定的な治療薬はできていません。病院に行けば、「アリセプト」「メマリー」などという名前の治療薬（対処療養薬）が処方されますが、これは進行を遅らせるだけの作用しかありません。

認知症に関する質問でもう一つ多いのは、「認知症は遺伝ですか？」というものです。たとえば、「母親は75歳でボケて5年後に死にました。自分もと思うと心配です」などです。答えは、現在のところ、認知症が遺伝的なものだとする医学的な根拠はありません。

よって、誰もが認知症になる可能性があります。しかも、認知症の発症を防ぐ予防法もありません。ただ、発生要因物質の「Aβ」は、発症前の10～25年かけて蓄積されていくとされています。ということは、20年以上前から、発症リスクがあるとされる生活習慣を改める必要があります。発症リスクを防ぐ生活習慣とは、主に次の五つです。

①外に出る機会を増やす
②人と話す機会を増やす
③生活習慣病を予防し、持病を治療する
④聴力低下の確認と対策をする
⑤栄養バランスのよい食事を摂る

認知症については「Ｐａｒｔ９」で詳述します。ただ、その前に述べておきたいのは、進行してからでは終末期にどんな医療を受けるかを自分で判断できなくなるので、家族や医療側と話し合って決めておくということです。

14 体を動かしてもいいが鍛えてはいけない。鍛えても長生きはできない

私の知人は、定年退職後、毎朝1時間走り、それを3カ月続けて、心臓発作であっけなく死にました。高齢になっても運動は必要ですが、体を鍛えてはいけません。適度な運動が健康を保ち、老化を遅らせることに異論はありません。体は、動かしていないとなまるからです。

しかし、スポーツジムに毎日通って筋トレをしたり、毎日長距離を走ったりと、スポーツ選手のような日課を送るのは体によくないばかりか、寿命を縮めます。その意味で、私は昨今の「運動ブーム」に懐疑的です。

長年、スポーツドクターをやっていた経験から言えば、歳をとってから市民マラソンに熱中するのは、大いに疑問です。人間走れば、タイムを縮めたくなるものです。そのためには、練習が必要で、それが年齢にふさわしくないオーバートレーニングとなると、かえって体に負担をかけてしまいます。

人間は25歳をピークに体力も免疫力も落ちていきます。エイジング（老化）のプロセスが始まります。これは、そのように遺伝子に組み込まれているので、いまのところ、これに逆らうことはできません。

運動には2種類があります。一つは、「筋肉をつける運動」で、もう一つが「脂肪を燃やす運動」です。これらは、まったく違うものです。筋肉をつける運動では、たとえば、スポーツジム

でマシンを使い、筋力を強化します。これに対しジョギングやウォーキングは、運動としては軽いものですが、続けることで脂肪を燃やせます。

筋肉をつける運動では、酸素が大量に消費されるので、脂肪が燃えようがないのです。たとえば、１００ｍを全力で走っても脂肪はいっさい燃えません。かえって、活性酸素の害を引き起こすだけです。


ここでよく考えてみてください。運動をするのは、健康で長生きをするためですが、それは目的ではなく手段です。人間、なにかをするためには、健康でなければなりません。健康でなければ、仕事も頑張れませんし、趣味も楽しめません。なにより、食事をおいしく食べられません。

つまり、健康であるということは人生でなにかをするための手段であり、運動をすることだけを目的にするのは間違っているのです。とくに歳をとると、「丈夫で長生き」が目標という方が多くなり、毎日、欠かさず心がけて運動をするようになります。

しかし、こういう、何事にも一生懸命取り組む方のほうがなぜか早死してしまうのです。

要は、運動をしてもいいのですが、それによって疲労を溜め込んではいけないということです。後に疲労感が残るような運動は禁物です。つまり、疲労回復を常にしなければならないほど、運動をしてはいけないということです。

病気と健康は背中合わせで、相対関係にあります。ですから、疲れを溜め込むと必ず病気になります。老化が早まります。したがって、健康であるための第一は、疲れないようにすること。疲労を溜めないようにすることなのです。疲労をストレスと言い換えてもかまいません。心も体もストレスフリーの状態にすることが、いちばんなのです。

スポーツ選手は早死する例が多いのですが、これは、体を鍛えすぎた反動と言えるかもしれません。激しい運動が強靭な「スポーツ心臓」をつくりますが、心機能を左右する動脈の数は増えません。そのため、血管に負担がかかり、突然死してしまう例があります。

もちろん、スポーツ選手がみな早死するというのは誤解です。スポーツにもよりますし、スポーツ選手に有名人が多いことから、そういう印象になっているだけかもしれません。

私の経験から言えば、自己管理をしっかり行い、疲労を溜めない選手は、いつまでも健康で長生きします。簡単に言うと、怠けるのがうまい選手、よく寝る選手は、現役生活が長く、いつまでも健康です。そこで、歳をとったら、適度に運動し、疲れたなと思ったら、よく休みよく寝ることです。これがいちばんです。

15　誰もが願う「苦しまないで死ぬ」ことは可能か？

誰もが死ぬことに不安を持っています。よほど、人生を悟った人でない限り、死を素直には受け入れられないでしょう。ただ、死そのものに対する漠然とした不安とは別に、具体的な不安があります。それは、苦しまないで死ねるのか？　ということです。

末期がんで余命宣告を受けた患者がよく言うのは、「最後は苦しみますか？」「痛くないですか？」ということです。とくに、親をがんで苦しんだ末に看取った人は、それを見ています。「胃がんで死んだ母は、最後は痛い痛いと叫び、何度も寝返りを打ち、毎日、さすって看病しました。私もあなるのですか？」と訴えます。

最近は、終末期の患者に対する「緩和ケア」が進んでいます。緩和ケア病棟が併設され、設備とスタッフが充実しているところも多くなりました。ですから、それほど心配はいりません。とはいえ、がんでは、部位によっては痛みが強いことがあります。

たとえば、膵臓がん。骨転移をした場合は、腰部が激しい痛みに襲われます。腰椎周辺には太い神経があり、がんがそれを圧迫するからです。また、手術や抗がん剤、放射線治療によって発生する痛みやしびれもあります。緩和ケアでは、鎮痛剤、モルヒネなどだけではなく神経ブロック（局所麻酔の一種）も使うのですが、効かない場合もあります。

肝臓がんも痛みが激しいケースがあります。全身こむらがえりという症状が出て、患者は体をのけぞらせ痛がるといいます。

痛みのきついがんに肺がんを挙げる医師もいます。がんが肺全体に転移してしまうと、ゼーゼーと息苦しさに苛《さいな》まれることになるうえ、末期になると肺に水が溜まり、いくら息を吸っても呼吸ができなくなるからです。それで、モルヒネを大量に投与すると、最終的に意識が戻ることなく死に至ってしまうのです。

最近、死因で上位にランクされる肺炎（誤嚥性《ごえんせい》肺炎）も肺がんと同じく呼吸困難に陥り、高熱を出したうえ、痛みにうんうんと唸るようになります。そうした患者に接したことがありますが、患者の苦しがっている顔がいまも頭から離れません。

しかし、最近の緩和ケアの進歩には驚くべきものがあります。緩和ケア体制が整っている病院では、専門的な知識と技術を身につけた専門医を中心に、ケア専門の看護師、薬剤師、心理士、ソーシャルワーカーなどの専門家がチームをつくり、患者の状況に応じて診療に当たっています。

そこでは、患者の「ＱＯＬ」を第一に考えたケアが行われます。緩和ケア病棟は、ほとんどが個室で、家族も泊まれるようにソファーベッドなどが置いてあります。面会時間の制限はありません。病棟によっては愛犬を同伴できるところもあります。スタッフは、クリスマスなどのイベントを患者といっしょに楽しんだりします。

最近は、体の痛みばかりか、心の痛みを「スピリチュアル・ペイン」と呼び、これをケアしてくれる専門家がいる病棟もあります。

ただし、誰もが緩和ケア病棟で、人生の最期を迎えられるわけではありません。国は方針として、病棟から患者を在宅に戻すことを勧めているからです。在宅でも緩和ケアができるように体制を整えつつあります。

しかし、緩和ケア病棟でも、在宅ケアでも、施設と人材がまったく足りていません。

とくに緩和ケア病棟は、順番待ちになっているところが多いのです。そこで、末期を迎えるのがわかった時点で、患者とご家族は、できるだけ早く行動することが肝要です。病院によっては相談を受け付けて、病棟を見学させてくれるところもあります。入院予約面接があるところは、できる限り早く予約しないと、間に合わないということがあります。

たとえば、がんの末期で「もう治療法がありません」と医者から伝えられたときでは、遅いのです。苦しまないで死ぬためには、家族と相談のうえ早めに手を打っておくことが肝要です。

16 「寝たきり」にならないためにできることとは？

日本が世界に類を見ない「寝たきり」の老人大国であることは、いまや広く知られています。正確な統計はありませんが、寝たきり老人の数は１９９３年の90万人から２０１０年に１７０万人に達し、２０２５年に２３０万人に達すると予想されています。寝たきりの大きな原因は、過剰な終末期医療（延命）にありますが、それだけとは言えません。

一般的に、がんの末期や認知症の進行などで、最終的に寝たきりになると思われがちですが、加齢の進行で身体機能が衰えれば寝たきりになるケースもあるのです。

内閣府の『高齢社会白書』によると、高齢者が「要介護」となる主な原因は、

①脳血管疾患
②認知症
③高齢による衰弱
④骨折・転倒

となっています。つまり、高齢化（老化）はいずれ寝たきりを招くわけです。

そこで、どうしたら寝たきりになるのを防げるのか？　人生の終わりまで自分のことは自分でできる生活ができるか？　を考えると、その答は一つしかありません。脳と体を使い続けることです。

たとえば、心臓疾患、脳卒中などの重篤《じゅうとく》な症状で入院し、治療を受けた患者で、寝たきりにならないかどうかは、リハビリを早く始め、それに取り組んだかどうかで決まります。

急性期病院は、治療が主なので、リハビリに関しての意識は高くありません。たとえば、脳梗塞で入院しても、回復後すぐに上半身を動かすなどのリハビリを行いません。私は、自分の息子が若

くして医療過誤で脳梗塞になり、そういう経験をしていますので、このことを痛感しています。息子の場合は、すぐにリハビリ専門病院に移したので、その後、多少の障害は残りましたが、日常生活ができるまでに回復しました。

できるだけ早く、体を動かす。これが大事なのです。高齢者の場合はとくにそうです。高齢者の場合は、病院で1カ月もベッドに横になったままでいると、関節が拘縮《こうしゅく》し、全身の筋肉が減少するだけでなく、心肺機能まで衰えます。さらに、栄養や水分が十分に与えられないと、ものを食べる機能まで失われてしまい、そこから体力を回復するのは困難を極めます。

こうして、寝たきりになってしまうのです。

ここから得られる教訓は一つです。ともかく、体を動かし続けること。そして、日常生活を支障なく送ることができるように心がけることです。これは、なにも脳梗塞などの疾患を患ったケースだけに限った話ではなく、普通に歳をとっていく過程でも同じことなのです。

もちろん、寝たきりになるのを防ぐには、体を動かすだけではありません。脳の認知機能も絶えず使い続けることが重要です。加齢に伴う体と脳の衰えは、ご自分だけの努力以外に、たとえば、生活スタイルを変えるとか、家族や介護・福祉サービスの協力が必要です。

しかし、なんといっても、ご自分の心がけがいちばんでしょう。ただ、これは、そこまで難しい話ではありません。

身体機能の衰えを予防するには、運動としてまずは歩くこと。これは、1日最低でも4000歩のウォーキングが必要とされています。最新の調査研究では、5000〜7000歩が高齢者にとって最も死亡リスクが低いとされています。さらに、椅子から立ち上がってまた座るという動作を100回ぐらい行うことが推奨されます。運動といっても、ジムに通って筋トレをする、ランニングをするなど、激しい運動をする必要はないのです。ただ、なにもしないのはよくありません。

運動をすることには、筋肉の衰えを防ぐ、脂肪を燃やすといったこと以外にも、脳の働きを活性化する、ホルモン分泌を助けるなどの作用があります。また、外からはわからない内臓の老化も防ぎます。

老人施設では、寝たきりにならない運動として、ウォーキング、ジョギングを勧めます。有酸素運動をすることで、代謝と血行をよくできます。

また、「ひとりジャンケン」を勧めています。これは、利き手でグー・チョキ・パーと順に出し、逆の手で必ず負けるチョキ・パー・グーを順に出していくというもの。1日5分間でよいのでこれを行うと、脳の認知機能の低下を防げます。

17　長寿を左右するのは「実年齢」より「主観年齢」

誰もが等しく歳をとって、老化していきます。ただ、老化には個人差があり、その個人差は心理面の影響が大きいとされています。

健康で長生きをするためには、長寿のハードルとされる年齢壁、つまり「65歳」「75歳」「85歳」を乗り越えることが大切ですが、そうした「実年齢」の壁とともに大事なのが、「主観年齢」です。

いまの自分自身が感じている年齢が主観年齢で、これが若ければ実際の老化の進行が遅くなるという調査研究があるのです。つまり、生まれてから何年経ったかよりも、自分はいま何歳を生きているのかという感じ方のほうが大事だというわけです。

たとえば、人の年齢を聞いて驚くことがままあると思います。つまり、歳をとっても若く見える人、それ相応に見える人、より老けて見える人がいますが、この人たちのなかでもっとも健康で長く生きるのは歳をとっても若く見える人です。それはその人が若い気持ちで生きているからです。

アメリカや日本の老化に関するこの手の調査研究が教えてくれるのは、「自分は年寄りだと思った人が年寄りなのだ」ということです。

たとえば、米モンペリエ大学のヤニック・ステファン博士が1万7000人以上の中年・高齢者を追跡調査した研究によると、参加者のうち実年齢より歳をとったと感じている人の結果は散々なものでした。教育や人種、結婚歴といった要素を除いたうえで、主観年齢が実年齢より8～13歳上の人を見ると、対象期間中の死亡リスクや病気による負荷が、通常の18～35％も高かったのです。

これ以外のアメリカの調査研究でも、主観年齢が実年齢より若いと思っている人は、うつ病の発症リスクが低い、認知症のリスクが軽減されるなどという結果が出ています。

バージニア大学のブライアン・ノセク氏とニコール・リンドナー氏は、人生における実年齢と主観年齢の違いの変化を追跡調査しました。それによると、ほとんどの子供や若者は、実年齢よりも主観年齢のほうが高くなっています。しかし、この傾向は25歳前後で逆転します。そうして、主観年齢が実年齢よりも低くなっていきます。30歳になるまでに全体の7割が実年齢よりも若いと感じるようになり、それ以降、その違いはどんどん広がります。

つまり、人間は「いつまでも若くありたい」と願い、その願望が強いほど長生きするのです。

ただし、ともかく若いと思い込み、主観年齢を若くすればいいのかというと、そうでもないようです。老化のスピードの個人差がどうして生じるのかを調査した最近の論文によると、老化のスピードには45歳の時点で大きな個人差が生じると言います。

これはニュージーランドで同年齢の住民を20年間追跡調査した結果ですが、高齢になってからの老化のペースが速い人では、45歳時点ですでに、頭部ＭＲＩ画像に、大脳皮質が薄い、海馬の体積が小さいなどの変化（認知機能の低下）が生じているというのです。その他の身体的機能の低下も45歳時点で生じていました。つまり、45歳がターニングポイントなのです。

つまり、老化を実年齢だけで判断するのは間違いだということです。今後、こうした研究はさらに進むでしょうが、言えることは、中年期からアンチエイジング対策は必要ということです。そして、そのためには主観年齢を常に若く保つ努力が必要ということでしょう。

現時点で老化のメカニズムは完全に解明されておらず、老化のスピードを遅らせる方法もわかっていません。ただ、老化に関する遺伝子の寄与率は25～30％とされ、残りの70～75％は、環境（食生活、生活習慣）と精神的なものとされます。

長寿を願うなら、「自分は歳をとった」などと、けっして思わないことです。

Part3 有名人の死に思う

私は、毎日、新聞の訃報欄に目を通します。また、有名人の死去の報道記事は、くまなく読みます。そうして、こうやって人はこの世から去っていくのだと、あれこれと思いを巡らすのです。

最近、私が思うことは、人の死に方はさまざまであり、また、その死に方は、その人の生き方、あるいはいまの時代を反映しているということです。

といっても、日本人の死因は、統計的には三つに大別されます。1位は「悪性新生物」(24・6%)、いわゆるがんです。2位は「心疾患」(14・8%)で、狭心症、心筋梗塞などによる死です。そして、第3位が「老衰」(11・4%)です。

「老衰」は1947年をピークに減少傾向が続いていましたが、2001年以降上昇してきて、2018年に「脳血管疾患」に代わり第3位となりました。これは、日本が超高齢化社会になったことが原因でしょう。がん、心臓や脳の血管疾患、あるいは生活習慣病の悪化を直接の死因として亡くなる方より、天寿をまっとうして衰弱して死ぬ方が増えているということです。

18 哀悼！「燃える闘魂」、アントニオ猪木さんの壮絶死

2022年10月1日、早朝の訃報に、正直、本当にお疲れさまと、私は合掌しました。いまでも耳の奥で、「元気ですか！」の声が聞こえます。

亡くなる半月前、9月18日に、「腰が痛くてたまらないので、専門の先生を連れてきてくれませ

んか」と電話があり、専門医と訪問したのが最期の別れになりました。ベッドのリクライニングを上げ、つらそうな表情は少しも見せず、「いや、よく来てくれました」と――。もう、痛みをやわらげるほか手の施しようがないことを、私は本当に悔やみました。

猪木さんが、数万人に1人という「全身性トランスサイレチンアミロイドーシス」を患っていると知ったのは亡くなる4年前です。タンパク質線維が心臓に沈着して、多臓器不全などを発症するという難病で、不治《ふじ》の病《やまい》です。

猪木さんの場合、とくに腰に激痛が走るようで、よくその痛みに耐えてきたと思います。心臓も冒され、腸捻転なども発症し、入退院、リハビリ、温泉治療などを繰り返し、最期は寝たきりでした。それなのに、8月末には『24時間テレビ』に車椅子姿で出演し、SNSでは闘病生活を公開してきました。なにもかもさらけ出し、その姿をファンに見てもらう。それが彼の生き方で、けっして飾ったりしない性格に、私も半世紀にわたって惹《ひ》き込まれてきました。

リングドクターをした経験から言うと、猪木さんほどケガに縁遠いレスラーはいません。プロレスでは、相手の技《わざ》をまともに受けていては体がもちません。そこで、レスラーたちは技を巧みに躱《かわ》す技術を徹底して磨くのです。ひと言で言うと「受け身」ですが、猪木さんは、この受け身が天才的にうまかったのです。対戦したレスラーたちが必ず言ったのが、「猪木には技がかからない」です。

猪木さん自身もそのことを知っていて、弟子たちにその技術を教えていました。そんななかで、「私に匹敵するのは佐山聡（初代タイガーマスク）だけだ」と言っていたことを思い出します。

レスラーは、一般人に比べ、カルシウム、無機リン、アルカリフォスターゼなどの数値が高く、猪木さんもそうでした。そのため、新陳代謝は活発で、回復力は早いのです。それなのに、最後に難病にかかり、それだけは技を躱すようには躱せませんでした。

じつは亡くなる1年前、2度、猪木さん宅を訪ねて様子を診たのですが、医者の直感からして長くはないと思い、胸に熱いものがこみ上げました。もちろん、そんなことは誰にも話さずにいましたが、いざ、亡くなれてみると、よく1年も頑張ったと頭が下がります。

猪木さんには本当にお世話になり、数々のことを教えられました。病院経営に失敗し落ち込んでいた、さして取り柄もない私に、「先生、プロレスのドクターをしていることを利用してかまいませんよ」と気を遣ってくださいました。テレビに出演できたのも猪木さんのおかげです。

タイガー・ジェット・シン、アンドレ・ザ・ジャイアント、ハルク・ホーガン、そしてボクシングチャンピオンのモハメド・アリ、柔道王のウィリエム・ルスカなど、数々の名場面を思い出しますが、純粋にプロレスとしての最高の試合は、１９８８年の横浜文化体育館での藤波辰爾との60分ドローでしょう。

かつて私は、1年の3分の2は試合に付き添い、全国を回りました。いまでも年に数回は一ファンとして試合を観ます。しかし、そこに〝燃える闘魂〟アントニオ猪木の姿は、永遠にありません。

19　高嶋忠夫さんの在宅死に思う。家族と地域の支えなくしては「願い」は叶わない

2019年6月、高嶋忠夫さんが88歳で亡くなりました。老衰による在宅死でした。長男の高嶋政弘さんによると、亡くなる1カ月前から家族は覚悟を決めていて、最期は家族に見守られて眠るように息を引き取ったといいますから、理想的な「在宅死」だったと言えるでしょう。

晩年の高嶋さんは、うつ病になり、その後、パーキンソン病も発症。いったん復帰するも2010年には不整脈から心臓にペースメーカーを取りつける手術を受けていました。

この闘病生活を献身的に支えたのが妻の寿美花代さん。入退院を繰り返すなか、寿美さんが自宅で介護をすることを決意、家族も協力して、在宅医とヘルパーを頼み、24時間体制で見守ってきたといいます。報道によると、在宅医は週1回訪問診療、ヘルパーは1週間3交代で来宅してもらっていたようです。

人はみな住み慣れた家で愛する家族に看取られ、穏やかに死んでいきたいと願います。まさに、高嶋さんはそうされたわけですが、これは、誰にでもできることではありません。じつは、日本の

在宅死の状況は、理想とはかけ離れているのです。まず、在宅死ができるのは、４人に１人です。しかも、厚生労働省は統計上、老人ホームなどでの死も在宅死としているのです。

現在、在宅死は「国策」です。団塊の世代が75歳以上になる２０２５年問題があるため、少しでも医療費を減らさないと、国家財政がもたないからです。政府と厚生労働省は、病院のベッド数の削減を打ち出し「病院から家へ」の大号令のもとに、さまざまな取り組みを行っています。しかし、その取り組みは現実に追いついていません。

在宅死は、多くの場合、がんなどで病院に入院した高齢の患者を家族が引き取るところから始まります。ところが、家に戻ったものの在宅ケアの人手も、在宅医も看護師もヘルパーも、まったく足りていません。厚生労働省は、在宅シフトを実現させる仕組みとして、医療・介護・生活支援を一体的に提供する「地域包括ケアシステム」を提唱していますが、これができる自治体は少ないのです。国が本腰を入れてつくった「在宅療養支援診療所」の制度ができたのは２００８年ですが、地方では財政難から診療所がないところもあります。

私は医師紹介業も行っているので、「在宅医を紹介してほしい」という引き合いが数多く寄せられます。ところが、なり手はなかなかいません。なぜなら、在宅医として患者の看取りに責任を持つためには、24時間体制で対応しなければならないからです。患者宅から「苦しんでいる」と連絡があれば、夜中でも駆けつけねばなりません。携帯は肌身離さずで、プライベートはありません。在宅患者の家族からの不満の第一は、「呼んでも先生がくてくれない」です。訪問看護師もまったく足りていません。看護師のなかで訪問看護に従事している人は2・8％に過ぎません。

患者の家族は､在宅介護を決めたら､まず地域包括支援センターに相談に出向きます。それで､「すぐに準備します」と言われたのなら、恵まれたほうです。また、在宅看護のためには、介護用ベッドを手配し、家の中をバリアフリーにしたりしてケアできる体制を整えなければなりません。段差がある部屋やトイレには、ポールを取りつけてもらい、足腰が弱った患者が少しでも快適に過ごせるようにしなければなりません。これで、はじめて在宅医、看護師を頼めます。

そしていちばん大事なのが、家族の支えです。家には誰か1人必ず介護できる家族がいなければなりません。いま最大の問題は、老老介護です。寿美花代さんは高嶋さんが亡くなられた時点で86歳とご高齢でしたが、ご子息やその家族の協力に恵まれました。こんなことは書きたくありませんが、家族仲が悪く、在宅介護をしても揉めてばかりいる家も多いのです。

そこで、もし、自身が最終的に自宅で死を迎えたいと願うなら、日頃から、家族を大事にするように心がけることが最も肝要です。

20 大橋巨泉さんのがん死が浮き彫りにした「在宅緩和ケア」の問題点

「もし、一つ愚痴をお許しいただければ、最後の在宅介護の痛み止めの誤投与がなければと許せない気持ちです」

これは、２０１６年7月亡くなられた大橋巨泉さん（享年82歳）の夫人・寿々子さんが、直後にメディアに公表したコメントです。その後、巨泉さんのご家族や事務所関係者は、死に至る経緯を『週刊現代』（２０１６年8月6日号）誌上で、かなり克明に語りました。

この寿々子夫人のコメントと巨泉さんの死に至る経緯は、その後、大きな波紋を呼びました。それは、日本の在宅緩和ケアが抱える問題を浮き彫りにしたからです。

私は、終末期医療の現場にかかわってきているので、巨泉さんの死が問いかける問題を、ここで改めて考えてみたいと思います。

大橋巨泉さんが最初のがんの手術を受けたのは、２００５年6月のこと。このときのがんは胃がんで、巨泉さんは摘出手術を選択しました。それは、「疑わしきはすべて切る」という考えを持っていたからです（『週刊文春』２０１６年8月4日号、医療ジャーナリスト、長田昭二氏の記事）。

その理由は、巨泉さんが大学3年のとき、母親が子宮がんで亡くなったのですが、これが誤診だったからです。当初の医師の診断は「子宮筋腫」で、手術の必要はないというものでしたが、亡くなってみるとすでにがんは遠隔転移していたのです。そのため、巨泉さんは自身ががんになったときは、ともかく手術するという考えになったといいます。

巨泉さんの2度目のがん摘出手術は、2013年11月で、このときは中咽頭がん。そして2014年11月、肺と食道の間にある「縦隔《じゅうかく》」のリンパ節に腫瘍が見つかり、放射線治療を受けました。3度目の摘出手術は、2015年5月。このときは肺がんで、右肺の約3分の1を摘出しました。さらに、2015年10月、縦隔のリンパ節に腫瘍が2カ所発見され、腫瘍の除去手術を受けました。その後、放射線治療などを受けた後、2016年4月に退院し、千葉県内の自宅で在宅医療を受けていたのでした。

このような経緯をみると、退院後の在宅診療は、終末期の緩和ケアだったと思えます。もはや回復は望めず、がんによる痛みを少しでも緩和し、安らかに死を迎えるための準備に入ったのです。

したがって、ご本人の希望をできるだけ叶える治療が求められるのですが、それを担った近所の在宅診療所の院長であるA医師は、巨泉さんが「背中が痛い」と言うと、単純に、モルヒネ系の鎮痛剤を処方しただけでした。

しかも、その量を減らそうとはせず、巨泉さんは一人で歩けなくなるほど体力が低下し、意識も薄れるようになってしまったのです。それで、慌てたご家族は、ツテのある医師らに相談し、再びがんセンターに入院したのですが、もう手遅れでした。前出の『週刊現代』記事には、次のようなご家族のコメントが載っていました。

「親族はみな後悔の気持ちでいっぱいです。あとで調べたら、A氏は皮膚科や美容形成外科の分野で有名な医師だったと知り、驚きました」

ここにはっきり書かせもらいますが、巨泉さんはもう少し長生きできたと思います。QOLの面から見ても意識を失うことなどなく、最期まで、穏やかな日常生活を送れたはずです。

ではなぜ、そうならなかったのでしょうか？

まず言えるのは、在宅緩和ケアを担当したA医師の〝未熟〟というか、〝不適格〟さです。通常、在宅医療は、担当医の独断ではできず、看護師や薬剤師もベッドサイドに赴《おもむ》き、相談しながら進められることになっています。また、入院先だった病院との間に、患者の状況に関する十分な情報共有が求められます。

つまり、こうしたコミュニケーションが著しく不足していたと言えるのです。A医師は、単にモルヒネなどを投与すればいいと考えていただけとしか思えません。

じつは、在宅診療における緩和ケアは、医師免許と麻薬使用者免許を持っていれば、どんな医師でもできてしまうのです。臨床経験の有無は問われません。なぜなら、法的に、緩和ケアをするための特別な講習や資格は定められていないからです。つまり、経験などなくても、免許さえあれば医者なら誰でもできてしまうのです。

このことから、在宅診療を行う医師は玉石混交状態で、〝不適格〟在宅診療医は、全国にたくさんいます。

国は数年前から、政策的に「看取り」を病院から「在宅」に変更し、在宅医を増やしてきました。現在、在宅での看取りは10％ほどですが、これを25％に高めようとしているのです。

ということは、〝不適格〟在宅診療医に任せたら、人間らしい最期は迎えられないということです。残念ですが、誰が適格で不適格かは、一般にはわかりません。

次に、緩和ケアで使われる鎮痛剤ですが、「モルヒネは怖い」という見方があります。しかし、それは誤解で、医療用麻薬は使い方さえ誤らなければ、けっして怖いクスリではありません。

日本では、「WHO方式がん疼痛《とうつう》治療」が普及しており、その治療が適切に行われている限り、危険性はありません。

要は使い方が問題であって、単に患者の痛みを楽にするだけのために投与するというのは、医者の〝おざなり診療〟の典型だと言えます。疼痛治療の本来の目的は、「痛みを軽くすることで生活の質を高める」こと。巨泉さんは、モルヒネ投与で体力を落とし、意識を失うまでになってしまったわけですが、これは本末転倒です。疼痛治療により体力が回復し、日常生活が楽になっていくのが、本来の治療のあり方です。

21 末期ガンの手術より〝最期の時間〟を選んだ愛川欽也さん

巨泉さんと対照的なのが、2015年4月、80歳で肺がんで亡くなった愛川欽也さんです。亡くなられたときの事務所の発表では、「昨年の冬より体調の不安を訴え、検査いたしましたところ肺がんであることが判明いたしました。本人のたっての希望により、入院はせず在宅での懸命な治療を続けてまいりましたが、容態が急変し自宅にて旅立ちました」（愛川企画室）ということですから、愛川さんは手術を選択せず、そのまま逝ったことになります。

愛川さんのがんは、発見時にはすでに脊髄《せきずい》に転移していたと言います。とすると、がんはステージⅣの終末期で、この状態ではほぼ助かりません。なぜ、ここまで発見されなかったのかはわかりません。ただ、ステージⅣの終末期では、医者も余命宣告するだけだったと思います。もちろん、手術も勧めたと思われますが、愛川さんは手術や抗がん剤治療などを拒否し、最期のときまで仕事を続けることを選んだのです。

そのため、愛川さんは、愛妻のうつみ宮土理さんとともに、周囲には一切がんであることを隠し、人気テレビ番組『出没！アド街ック天国』の出演を続けます。そうして、記念すべき1000回を支障なくこなした後、番組を降板しました。

亡くなられたのは、この降板発表からわずか1カ月後です。自宅で寝たきりになり、あっという間に逝ってしまったのです。ただし、ご本人は自分が決めた通りの〝最期の時間〟を過ごしたので、悔いはなかったと思われます。

愛川さんは、最期のときまで「さあ、仕事に行こう」と言っていたとのことです。

この愛川さんと巨泉さんの選択のどちらが正しいかということは言えません。がんのステージにもよりますし、年齢、個人の生き方によるからです。

ただ一つのことは言えます。手術は死期を早める可能性が強いこと。したがって、高齢になるほどダメージが大きいので、自身の人生観によって、手術するかしないかを選択することです。

愛川さんも巨泉さんも、その意思は明確でした。

22　なぜすぐ手術をしなかったのか？　小林麻央さんの選択

2017年7月、フリーアナウンサーで歌舞伎役者・市川海老蔵（現・十三代市川團十郎）さんの妻、小林麻央さん（享年34歳）が「乳がん」で亡くなったときは、日本中が泣きました。自身の闘病をブログで公表し始めてから1年もたたずに逝ってしまったからです。ただ、彼女の死は、治療にほかの選択肢があったのではないかと思うと、大いに悔やまれるものでした。
なぜ、がんがわかった時点で、標準治療である摘出手術を選択しなかったのでしょうか？

小林さん本人が残したブログ、各種メディアの報道、海老蔵さんの記者会見、さらに彼女の闘病生活に疑問を呈した『週刊新潮』（２０１７年7月6日号）の記事などから、彼女の病状経過を追ってみますと、がんの発見は、２０１４年2月、東京・渋谷区のＰＬ東京健康管理センターで受けた人間ドックでした。このとき、左乳房にしこりが見つかり、すぐに虎ノ門病院の産婦人科で再検査を受けたところ、腫瘍が確認されたといいます。

それで、病院は3カ月後に生体検査をすることを申し出たのです。ところが、彼女が再び虎ノ門病院を訪れたのは8カ月後でした。ここで初めて生検を受け、リンパ節への転移がある乳がんと確定診断されたのです。

推測するに、この時点でがんはステージⅡかステージⅢですから、医者は放射線治療などでがんを小さくして摘出手術する「標準治療」を勧めます。そして、抗がん剤とホルモン治療で、その後の転移の恐れを叩きます。もちろん、病巣と転移次第では乳房切除手術（全摘）もあるでしょうが、それでも温存手術ですむ可能性が高かったと思います。

実際、彼女のブログにもそう勧められたことがうかがえる記述があります。

《治療法のひとつのホルモン療法は五年間に及ぶので、妊娠出産を望むのならば、抗がん剤治療→手術→放射線治療の後、ホルモン療法の前に、タイミングを考えることができるかもしれないこと、を、私の場合は、説明された（乳癌のタイプや状況によって、治療法や順番も違うと思います）》（２０１６年9月21日　注・原文のママ）

しかし、彼女は、この後、虎ノ門病院に来院することはありませんでした。『週刊新潮』の記事によれば、その後、彼女は民間療法である「気功」に頼ったというのです。手をかざして、その気の流れで病気が治癒するというものです。

なぜ、こんな治療法を選んだのかはわかりません。虎ノ門病院での治療をなぜ受けなかったのかもわかりません。ただ、こうして1年4カ月間が空白のまま過ぎてしまったのです。

次に彼女が病院に行ったのが２０１６年2月で、このときは聖路加国際病院に入院しました。これは、小林家の知り合いの医者が見かねて紹介したためでした。しかし、もう手遅れで、がんはステージⅣになっていたといいます。

若いので、がんは猛スピードで体を蝕んでいったと思われます。がん細胞はリンパや血液の流れに乗って乳腺から離れた臓器、肺、肝臓、骨などに転移していきます。これがいわゆる遠隔転移で、こうなると乳房切除手術だけではすまなくなってしまいます。結局、手術は断念されました。おそらく、ここから小林さんは死を意識したと思います。そして、２０１６年9月にブログを始めたのです。

次に彼女が入院したのが慶應義塾大学病院でした。これは、延命治療のためではなく、終末期医療の「ＱＯＬ」のための「緩和ケア」を受けるためです。そうして、慶應義塾大学病院を約1カ月で退院した後、小林さんは自宅療養に入りました。そんななか、ここでも彼女は表参道の須藤クリニックに通い、「水素温熱免疫療法」という民間療法を受けています。これは、高濃度の水素水を使って免疫力を高めるというものです。２０１６年12月30日のブログでは、酵素風呂に入った写真が公開されています。

こうして、自宅療養と民間療法、緩和ケアが繰り返され、２０１７年7年についに命が尽きたのです。最期の最期まで、生きる望みを捨てず、ブログを書き続けた小林さんの姿勢に世間は打たれました。しかし、なぜ彼女がこんな闘病生活をしたのかという疑問は、いまだに解けません。

乳がんのような標準治療が確立されているがんの10年生存率は、ステージⅠで93・5％、ステージⅡで85・5％です。しかし、ステージⅢになると53・8％、ステージⅣになると15・6％と大きく下がるのです。

23　渡辺裕之さん、上島竜兵さんはなぜ自殺を？
高齢者ほど自殺率が高く「うつ」になりがち

日本は、年間死亡者数が激増する「多死時代」を迎えました。一人暮らしの高齢者、いわゆる「独居老人」が誰にも看取られずに死んでいく「孤独死」も増えました。そんななかで起こったのが、渡辺裕之さん（享年66歳）、上島竜兵さん（享年61歳）の相次ぐ「自殺」という衝撃的な事件です。

この事件を知って私が思ったのは、このような高齢者の自殺も「孤独死」と考えていいのではということです。なぜなら、自殺者は誰にも知られずにたった1人で死んでいくわけですし、たとえ家族がいても心は孤独で、多くの高齢者がなんらかの喪失感を抱えているからです。

実際、日本の自殺者の４割が高齢者で、自殺死亡率を年齢階級別に見ると、男性では50代から60代にかけてが、いちばん高いのです。

厚生労働省の「令和４年中における自殺の状況」によると、１年間に自殺した人は全国で２万１８８１人。これを年代別に見ると、50代が４０９３人と最も多く、60代は２７６５人、70代は２９９４人、80代以上は２４３０人となっています。

こうした高齢者の自殺の背景には「うつ病」が隠されていることが多く、近年、大きな問題になっているのが「老人性うつ」です。

渡辺裕之さんにしても上島竜兵さんにしても、若々しく元気だった印象しかありませんが、じつは「心の老い」を抱えていたようです。

渡辺裕之さんの妻で女優の原日出子さんは、次のようなコメントを事務所HPで発表しました。

「(夫は)『眠れない』と体調の変化を訴えるようになり、自律神経失調症と診断され、一時はおクスリを服用していましたが、またお仕事が忙しくなって、元気を取り戻したようでもありました。しかし、少しずつじわじわと、心の病は夫を蝕み、大きな不安から抜け出せなくなりました」

私が懇意にしている精神科医の吉竹弘行氏はこう言います。

「(渡辺さんが) なんのクスリを飲まれていたかはわかりませんが、おそらくSSRIなどの抗うつ剤、抗不安薬、睡眠薬などを処方されていたと思います。しかし、老人性うつはクスリだけで治すのは困難です。一般的に60代になると、老人性うつを発症しやすくなりますが、原因としていちばんに挙げられるのが喪失体験です。喪失体験でいちばん多いのが配偶者を失うことです。

しかし、渡辺さんも、上島さんもご家族が健在なのですから、やはりご本人が自分の老いを知り、それを受け入れられない、あるいは人に見せたくないなどと思い詰めたのではないでしょうか。責任感の強い人ほどうつになりがちです」

老いは避けられません。しかし、最近は、「いつまでも若く」というプレッシャーが強すぎます。どのように老いを受け入れて生きていくのか、医者は教えてくれません。

24 「がん放置療法」近藤誠氏の死去に思う、〝異端〟でも患者に選択肢を与えた功績は大きい

近藤誠氏（享年73歳）は、2022年8月、自らつくった「セカンドオピニオン外来」（近藤誠がん研究所）に向かう途中のタクシーのなかで、虚血に見舞われて病院に搬送されましたが、そのまま帰らぬ人になりました。

訃報を聞いてすぐ、新型コロナの禍中の2021年に彼の外来を訪ねたことを思い出しました。まさか、それが最後になるとは思わず、日本の終末期医療のばかばかしさについて、けっこう熱く語り合いました。私たちは同世代なので、この点では話がぴったり合ったのです。そうして、「もうぼつぼつですね」と、お互いに顔を見合わせました。

70歳を超えると、どんな人間も死期を意識します。私の場合は、50代後半から、狭心症や糖尿病を発症し、その後前立腺がんも発見されたので、いやがおうにも死を考えながら生きています。幸い、まだ日常生活に支障をきたすことはありません。

近藤氏も老いは感じていたようですが、十分に元気でした。ですから、私よりは死を意識していなかったと思います。それを思うと、本当に心が痛みます。

ただ、発作を起こしてそのまま逝くというのは、日本の終末期医療を否定する私たちにとって、

らです。

人工透析を受けるといったことで生き続けることは、単に死を先延ばしにすることに過ぎないか

理想的な死に方です。生き残って、体に障害が残り、胃ろうをつける、人工呼吸器につながれる、

終末期医療はがん治療の先に位置づけられます。近藤氏は、終末期医療を否定する前に、がん治療そのものを否定しました。「がんが発見されたらすぐ手術」「抗がん剤で徹底的に治療する」という、当時の標準治療には誤りがあると指摘したのです。

1988年、乳がん治療では手術して乳房を切除するのが当たり前だった時代に、「治癒率は乳房温存療法と同じなのに、乳房を勝手に切り取るのは外科医の犯罪行為ではないか」と、月刊『文藝春秋』に寄稿したのです。この論文は大反響を呼び、以後、まだ日本では普及していなかった乳房温存療法を一気に広めました。

しかし、日本の医学会は彼を〝異端〟として村八分にしました。一介の放射線科医がなにを言うのかというわけです。慶應義塾大学病院内での彼の出世の道も閉ざされました。結果的に彼は、生涯〝一介の放射線科医〟で終わりましたが、残した業績は計り知れないものがあります。

ひと言で言って、近藤氏の最大の業績は、患者に治療の選択肢を与えたことだと私は思います。なにしろ、まだ医者は「がん宣告」をせず、胃がんを胃潰瘍とごまかして摘出手術をしていた時代

です。それを、「がんは切ってはいけない」と言い出したのです。

彼は医者というより、文献学者で、世界中のあらゆる文献、論文、研究報告から、治癒率などを調べ上げ、この結論に達したのです。

この点で、近藤氏の指摘は間違っているとは言えず、私もその指摘にはいちいち納得しました。その後、がん治療は遺伝子治療なども登場して日進月歩を遂げ、治療法も多様化したため、いまでは〝近藤理論〟は、色褪《いろあ》せました。しかし、当時としては画期的でした。

近藤氏の指摘は「がん放置療法」と呼ばれ、彼は、その後、数々のベストセラーを生み出しました。『患者よ、がんと闘うな』（文藝春秋、１９９６年）、『医者に殺されない47の心得　医療を遠ざけて、元気に、長生きする方法』（アスコム、２０１２年）などが代表的な著書ですが、私のところにがんで医療相談に来る方は、みな、彼の本を読んでいました。

そこで、「セカンドオピニオン」として、彼を紹介してきました。直接、彼のところに連れていった患者もいます。高齢な患者の場合、手術するより〝放置〟のほうが心身にダメージを与えず、長生きしました。

「がん放置療法」といっても「なんでもかんでも切らずに放置せよ」ということではありません。

彼のがんに対する認識は、がんには大きく分けると二つの性質があって、タチの良いものとタチの悪いものがあり、タチの良いものは「本物のがん」ではなく「がんもどき」なので、ほおっておいていいと言うのです。

「本物のがん」と「がんもどき」を見分けるのは難しいのです。ただ、両者をいっしょくたにして切ってしまうのは、よくないというのです。

この主張は、その科学的根拠はともかく、患者にとっては、それまで医者任せだった治療法を疑う視点を提供し、自分で治療法を選ぶという点で画期的でした。

それまで私も、常に患者サイドに立って本を書いてきましたので、近藤氏の主張は医学界では〝異端〟とはいえ、じつに素直に受け入れられたのです。

がんと診断されたら標準治療。それは医者側の押し付けであり、患者の年齢、健康状態、立場などを考えたものではありません。また、がんは病気というより老化とも言えるので、治療して治すという医学だけでは対処できないものかもしれないのです。

日本の医療は、病気になったら医師にすべてを任せるということで成り立ってきました。患者の自己決定権はあったものの、それは尊重されてきませんでした。〝近藤理論〟がマスコミで大きく取り上げられたことで、患者の意識が変わりました。このことは、本当に大きかったと思います。

25　61歳で敗血症、あまりに早い渡辺徹さんの死が物語るのもの

２０２２年1月に亡くなった渡辺徹さん（享年61歳）の死因は「敗血症」と発表されました。これを聞いて、「おやっ、敗血症ってなんだ？」と思った人も多いでしょう。

敗血症というのは直接的な病名ではありません。二次的な症状のことです。というのは、敗血症は、感染症がきっかけとなって起きるからです。細菌やウイルスによる感染により、重大な臓器障害が起きて重篤になっている状態をこう呼ぶのです。

したがって、敗血症の原因となっている感染源を、血液検査、エックス線検査、ＣＴ検査、培養検査などで特定して、細菌の場合は抗菌薬、ウイルスの場合は抗ウイルス薬、真菌の場合は抗真菌薬などで治療に当たります。また、状態によっては、外科的治療が必要となります。

所属した文学座によると、２０２１年11月20日に発熱、腹痛などの症状が出たため、都内の病院で検査を受け、細菌性胃腸炎と診断されて入院。その後、敗血症と診断され、治療を受けていましたが、回復しなかったといいます。

つまり、渡辺さんにはもう病気に打ち克つ免疫力が残っていなかったと言っていいと思います。どんな病気もそうですが、人間が自然に持つ免疫力はもっとも大事です。基礎疾患がある人は免疫力が弱いので、たとえば新型コロナもそうですが、感染症にかかると重篤化してしまうのです。

渡辺さんの場合、その半生は、ほぼ「病との闘い」であったと言えます。1981年、『太陽にほえろ！』の刑事役でデビュー当時は、スリムな体型で69kg。それが、榊原郁恵さんと結婚した1987年当時は130kgになっていたと言います。マヨネーズが大好きな〝マヨラー〟で大食漢だったこともあり、30歳で「2型糖尿病」と診断され、以後、急激なダイエットやリバウンドを何度も繰り返してきました。

糖尿病治療の基本は食事制限です。そして、クスリ、運動です。私も糖尿病を発症してからは、間食を控え、主食の米を減らすなど食事制限を心がけてきました。しかし、若いときからの食事制限は苦痛でしょう。

渡辺さんはテレビの料理番組のレギュラーだったので、収録のたびに栄養価の高い料理を食べ、また、その料理を持ち帰るほどでした。それであるとき収録中に胸が苦しくなり、血糖値を測るとなんと600mg/dLもあったといいます。正常値は80～100です。110～125で「境界型」と呼ばれ、糖尿病予備軍になります。

糖尿病発症後、食事は妻の榊原郁恵さんが徹底管理していましたが、撮影現場や地方公演では羽目を外していたようです。

2012年4月、公演先で足が思うように動かなくなり、舞台を降板。冠状動脈硬化による「虚血性心疾患」で、冠状動脈の1本が完全に詰まっていました。手術後の復帰会見で体重が79kgになったと述べましたが、妻の目を盗んで暴飲暴食を続けていたことを告白しています。

糖尿病は治ることはありません。

2013年には膵炎で一時入院。2016年からは、腎機能の低下で人工透析を受けるようになります。そして、2021年4月には、大動脈弁狭窄で、心臓の弁を人工弁に換える手術を受けました。このときは、出演舞台の全公演が中止になっています。さらに新型コロナにも感染しました。

このようにここ10年はほぼ闘病生活で、なんとか還暦を迎えたという状況でした。還暦は入院中で、その後の復帰会見には榊原郁恵さんと長男の渡辺裕太さんも同席し、笑顔の「親子3ショット」を初披露しました。

死の1カ月前、舞台『今度は愛妻家』に出演し、その会見で、以前よりほっそりした印象を報道陣に指摘されると「役者バカですから、これまでも役によって太ったり、太ったり、太ったりしていました――」と笑わせていました。

免疫力は年とともに衰えます。20代ごろがピークであり、40代ではその半分に低下します。ただし、適切な食生活を心がければ低下はある程度防げます。暴飲暴食は絶対いけません。食べ過ぎて、それが胃腸の消化能力を超えれば、免疫力は衰えます。

Part4 「孤独死」しないために

団塊世代の全員が75歳（後期高齢者）を超える2025年から、年間死亡者数が激増し、日本は「多死時代」に入ります。それで、「看取り難民」が大量発生することが懸念されていますが、もう一つ、「孤独死」が激増することも大問題となっています。

2020年から約3年間も続いたコロナ禍でも、孤独死は大きな問題になりました。孤独死といっても定義があるわけではありませんが、多くの場合、一人暮らしで誰からも看取られずに死んでいくことを言います。いわゆる「独居老人」が増えたことが、孤独死が増えた最大の原因です。

私は訪問診療のアドバイスをしたり、老人施設の応援に入ったりすることがありますが、現場で見聞する孤独死のなかには、胸につまるものもあります。

誰にも看取られず死んでいくことほど、惨めなものはありません。「飛ぶ鳥跡を濁さず」と言いますが、そうして死んでいく人はほとんどいません。

26 2040年、高齢者の10人に4人が「独居老人」に！

2020年から約3年も続いたコロナ禍で、医療・介護から取り残され、孤独死する人が増えました。2020年3月にコロナの犠牲になって亡くなった志村けんさん（享年70歳）も、独身で一人暮らしをしていたので孤独死と言えるでしょう。

孤独死といっても定義はありません。また、正確な統計があるわけではありません。ただ、誰にも看取られずにたった1人で息を引き取り、周囲に気づかれずに放置されていたというケースを孤独死としています。現在、年間3万人以上が孤独死していると推定されています。

いわゆる「独居老人」が増え、それとともに、孤独死も増えて、コロナ禍以前から大きな問題になっていました。それがコロナ禍によってさらに増え、2025年以降はさらに増えるのが確実視されています。

2025年というのは、団塊世代の全員が75歳（後期高齢者）を超える節目の年で、年間死亡者数が激増するからです。日本は、いわゆる「多死時代」に突入します。

そして2040年には、65歳以上の高齢世帯のうち約40％が一人暮らしになると推測されています。東京都の場合は、なんと45％超で、現在でも30％が「独居老人」です。

総務省の統計で2020年の国勢調査を見ると、65歳以上の一人暮らし世帯の増加が続いており、その数は671万6806人。高齢者5人のうち1人が一人暮らしとなっています。男女別に見ると、男性は230万8171人、女性は440万8635人で、女性が圧倒的に多いのです。

一人暮らし世帯の増加は、高齢者だけの問題ではありません。日本の全世帯における一人暮らし世帯の割合は38・0％で、単身高齢者は5年前の前回調査に比べ13・3％も増加しています。

このような一人暮らし世帯の増加率を見れば、前述したように、2040年には高齢者の10人に4人が独居老人となることは確実です。

では、同居老人の急激な増加は日本社会にどんな影響をもたらすでしょうか？　私のような医療従事者から見れば、それは、終末期医療の拡大による医療人材、介護人材の不足や医療費の増加などが挙げられますが、根本的に社会そのものが成り立たなくなるのではないかという気がします。それは、これまでの日本社会では家族が、高齢者の貧困、孤立、介護、医療などのリスクを支えてきたからです。しかし、単身世帯は少なくとも同居家族がいないので、こうしたリスクに対応できません。

介護一つをとっても、いくら介護保険があろうと、介護者を外に求めなければなりません。しかし、介護人材はまったく足りていません。コロナ死が高齢者に多く、そのほとんどが老人施設で起こったように、どの施設も人材不足は深刻です。

今後、日本社会が単身世帯ばかりになり、少子化がますます進む。そうした未来を想像すると、はたしてこれで社会が維持できるだろうかという思いが強くなります。

高齢者の多くが一人暮らしになると、社会から孤立して、その状況が見えなくなります。その結果が孤独死です。若年層の単身世帯も、そのまま生涯未婚で高齢の単身世帯になる確率が高いのです。

はたしてこの状況を放置しておいていいのでしょうか。これが進めば、日本社会は完全な「個社会」となり、空洞化します。

孤独死の増加は、そうした未来からの警告ととらえています。

27 誰ともつながらず孤独死した場合、どうなるのか?

誰もが歳をとるにしたがい、死への不安を抱きます。とくに、連れ合い先立たれ一人暮らしになった場合、その不安は募ります。お子さん、きょうだいなどの身寄りがいなければ、不安は募る一方でしょう。

突然の病気で倒れても誰も気づいてはくれません。実際のところ、一人暮らしの高齢者の多くが、脳梗塞や心筋梗塞などで倒れたまま、しばらくして遺体で発見されています。孤独死をしたうえに、遺体は腐乱し、液状化していたり、白骨化していたりして発見されるケースもあります。

誰もが、自分が腐乱死体になることを恐ろしいと思いますし、そうなりたくないと考えます。しかし、高齢化社会が急速に進むいま、「独居老人→看取り難民→孤独死」というケースは、今後ますます増えます。

孤独死が問題なのは、発見された場合、通常、警察による検視が行われ「死体検案書」が作成されるなど行政処理が大変なことです。まったく身寄りがない人の場合は、すべて市町村が死後処理を行います。

遺族がいるケースでは、こうした死後処理に加え、大きな金銭的負担がかかります。悪徳業者が「特殊清掃」として高額な費用を請求してくる例も報告されています。また、賃貸住宅に居住していた場合、賃貸人や管理会社が遺族に高額な補償金を請求してくることがあります。孤独死があった部屋は、賃料を下げざるをえないからです。

また、本人自身が助かった可能性もあるので、そのことを思うと、たった1人で苦しみながら死んでいく辛さは想像を超えます。つまり、孤独死はできる限り避けなければなりません。しかし残念ながら、これといった決め手はありません。

なぜなら、一人暮らしの高齢者は、日々、地域社会との関係を薄めていくからです。各種調査によると、いざというときは「子供を頼りにしたい」という方が圧倒的ですが、子供も高齢化してしまうと、「老老介護」という壁があります。それでも子供がいれば救われますが、子供がいない一人暮らしの高齢者が、すでに高齢者全体の3割に達しているのです。

このような現状を見ると、孤独死をしないためには、家族がいる人は家族を含めて地域社会と、いない人は地域社会と定期的なつながりを確保するほかありません。

内閣府の『高齢社会白書』によると、60歳以上の高齢者全体で、毎日会話をしている人が9割を超えているのに対して、一人暮らしの男性は約3割、女性は約2割が、2〜3日に1度以下となっています。さらに、近所付き合いでは、「付き合いがほとんどない」と回答した女性は1割以下なのに対して、男性は2割近くもいます。つまり、高齢男性ほど地域社会とは疎遠で、孤独死に至る傾向が強いのです。

こういう方に対して、介護や医療側ができるのは、その方が介護や医療が必要になったときからでしかありません。ヘルパーや訪問医が訪問するようになれば、少なくとも孤独死は防げます。しかし、昨日まで元気だった方が、脳卒中で倒れたなどというケースはどうしようもないのです。

前述したように、孤独死は看取る人なく逝くことです。よって、自身がそうならないためにできることは、健康を保つことを除けば、次のたった二つしかありません。

一つは、死亡診断書を書いてくれるかかりつけ医を持つこと。もう一つは、毎日、1度は連絡を取れるか、取ってくれる人がいること。ヘルパーでも家族でもかまいません。なにも地域社会と密接にかかわりを持つ必要はありません。最低誰か1人でいいのです。

28 有名人が続々と孤独死、その死因を考えて思うこととは?

2020年にコロナ禍が始まってから、有名人の孤独死が増えました。2020年2月、コロナで日本中が騒然とし始めたときに、野球界の至宝、野村克也さん（享年84歳）が自宅の風呂場で倒れているところを家政婦に発見されました。

野村さんは愛妻・沙知代さんを亡くされてから、一人暮らしていて、いわゆる「独居老人」でした。死因は「虚血性心不全」と発表されました。コロナ禍のため、葬儀は延期され、偲ぶ会が行われたのは約2年後でした。

歌手の梓みちよさん（享年76歳）も、自宅のベッドの上で冷たくなっているところをマネジャーに発見されました。同じく、宍戸錠さん（享年86歳）も、自宅で倒れているところを親族に発見されて亡くなっています。

野村さん、梓さん、宍戸さんに共通していたのは、年老いて一人暮らしをしていたところに、突然、心因性の発作が襲ってきたということでした。

その後も有名人の孤独死は続きました。小林亜星さん（享年88歳）、田村正和さん（享年77歳）、細木数子さん（享年83歳）など、いずれも心因性の発作で倒れているところを発見され、その後、死亡が確認されています。

孤独死を専門に診てきた医者によると、ほとんどの孤独死は、心疾患か脳疾患が死因と言います。心筋梗塞や脳溢血の発作で倒れ、そのままということが多いのです。ほかの原因としては、肺炎の重篤化、肝硬変悪化による意識不明などがあります。

新型コロナで亡くなった有名人として日本中に衝撃を与えた志村けんさん（享年70歳）も、一人暮らしでした。そのため症状が出た後の自宅療養で肺炎を悪化させ、呼吸不全で亡くなりました。

孤独死の原因として多い「虚血性心不全」の「虚血」とは、血液が失われる、血管を通して血液が運ばれない状態を言います。冠動脈の血流が悪くなった状態を「狭心症」と言い、冠動脈が完全に詰まり、詰まった先の細胞が死んでしまった状態を「心筋梗塞」と言います。

虚血性心不全には、胸が締めつけられるように痛む、冷や汗が出るなどの自覚症状があります。このとき、自ら救急車を呼び、緊急手術（冠動脈バイパス手術など）をすれば助かる可能性があります。また、発見が早ければ、手術によって助かる可能性は高まります。

それを思うと、ここに例示した有名人のみなさんは、一人暮らしをしていなかったら助かっていたかもしれません。

年老いて一人暮らしをしている方の多くは、その前に伴侶を亡くすなどして、「喪失感」を抱えています。この喪失感は歳をとるほど身に応えます。アメリカのマサチューセッツ総合病院で、76年にもわたって742人のアメリカ人の人生を追跡した調査研究があります。この調査研究の結論は、「家族や友人、共同体と結ばれた人々は、そうでない人々よりもより幸福、健康、長寿である。孤独は寿命を縮める」というものです。

また、一人暮らしが寿命を縮める原因として挙げられるのが食事です。「生きることは食べること」

という言葉がありますが、その通りで、一人暮らしになると食事が貧しくなるうえ、1人で食べる食事（いわゆる「孤食」）が多くなります。誰とも会話せずにする「孤食」が死期を早めるという調査研究があります。

コロナ禍により、多人数での会食の機会が奪われ、孤食が増えたことも孤独死を増加させた原因です。いまは、一人暮らしでもSNSアプリを使えば会話しながら食事ができます。できる限り孤食は避けるべきでしょう。

29 病院で死ねない、「在宅孤独死」の時代がやって来た！

「孤独死はじつはいいことではないか」という見方があります。それは、高齢者が長生きするほど、医療費、介護費の負担がかさみ、さらに家族の負担が増すからです。孤独死は一人暮らしの高齢者の問題で、孤独死予備軍をケアする場合の社会的負担は莫大です。

つまり、身寄りがない独居老人が誰からも看取られずに死んでいく。死後、遺体となって発見される。それを防ぐより、そのままにしておいたほうが、社会的負担は少なくてすむという理屈です。

「人口経済学」の観点から見ると、高齢者は社会のお荷物です。社会には次の三つの世代が存在します。

①扶養される若年世代（子供と未就業の青年など）
②扶養する勤労世代（生産年齢人口のなかで就業している成人）
③扶養される高齢世代（年老いて就業していない老人）

このうち、①と③は、②に食べさせてもらっています。そのため、③が増えれば増えるほど、社会は逼迫し、発展、成長ができなくなります。まさに、いまの日本がそうなっています。

したがって、冷たい見方をすれば、高齢で手間がかかる独居老人は、孤独死してもらってかまわないというのです。

現在の日本では、いくつかの死に方がありますが、死に場所で大別すると「在宅死」「施設死」「病院死」の三つでしょう。このうち、誰もが望むのが、住み慣れた家で愛する家族に看取られて穏やかに死んでいく「在宅死」です。

しかし、前述しましたがこれができるのは、統計上では4人に1人です。

これも前述しましたが、厚生労働省の統計では、老人ホームなどの施設での死も「在宅死」としています。

現在の日本では、毎年、約150万人の方が亡くなっていますが、その内訳を見ると、約100万人が病院と診療所を合わせた医療機関で亡くなっています。いわゆるこれが、「病院死」で、日本人の多くが病院で死んでいるわけです。

しかし、今後は病院で死ねない時代がやって来ます。すでに、一部ではそうなっています。というのは、厚生労働省が、団塊の世代がみな75歳以上（後期高齢者）になる「２０２５年問題」に対処するために、病院のベッド数を削減して医療費増大を抑制するような対策を次々と行ってきたからです。


つまり、これからは望もうと望むまいと、人は在宅で死んでいかねばなりません。一人暮らしの場合は、看取りのある施設に入れなければ、孤独死を覚悟しなければなりません。いまだに、なにかあったら「病院で最期まで看てもらえる」と考えている人がいますが、そうはいきません。

そこで、私たちは「在宅死」の現実について知る必要があるのです。これまで、死を病院に丸投げしてきた日本人には、家で死ぬという経験の蓄積が本人にも家族にもないからです。

在宅死の最大の問題は、現在、在宅でケアしてくれる人材が圧倒的に足りていないことです。介護人材も、在宅医も在宅ケア看護師も、まったく足りていません。これは、ご自分では解決できない問題です。

となると、歳をとって一人暮らしをするなら、孤独死を見据えて、その準備を怠ってはいけません。一人暮らしの高齢者、独居老人は、今後、社会から確実に見捨てられていきます。

ただし、孤独死は選択の問題です。この世界には孤独を好む人間もいるのです。１人で孤独のまま死にたいということも選択です。ですから、社会と他人に迷惑をかけない限り、孤独死を恥と思う必要はないでしょう。

30 「看取り難民」にならないためにすべきこととはなにか？

２０２２年２月に報道された「名古屋市、身寄りない13人火葬せず最長３年超放置」（産経新聞、２月18日付）というニュースは衝撃的でした。名古屋市では、身寄りがなく「孤独死」した13人の遺体を火葬せず、最長３年４カ月間にわたって葬儀業者の保冷施設に放置していたというのです。担当者は「コロナで多忙だった」と釈明したと言いますが、あってはならないことです。なぜなら、その間、保管費用がかかり、死亡者に財産がなければその費用は公的負担になるからです。

墓地埋葬法では、埋葬や火葬を行う人がいない、あるいは判明しない場合は、死亡地の市町村長が行うとしています。

孤独死が発見された場合は、まず警察が入り現場検証が行われます。そして、事件性がないと確認されれば行政の手に委《ゆだ》ねられます。しかし、故人に親族が一切いなかったり、いたとしても疎遠になっていて遺体の引き取りを拒否されてしまったりした場合は、手続きは煩雑です。身寄りがない人の遺骨は、最終的に無縁塚へ合同埋葬されます。

これらの流れを考えると、「コロナで多忙だった」という釈明はあってはならないものではあるものの、いちがいに嘘とは言えません。

孤独死に至る前に、人は伴侶を失うなど、なんらかの理由で一人暮らしになります。いわゆる「独居老人」で、身寄りがいなければ「看取り難民」となります。

最終的に人は1人で死ぬわけですが、日本人の特徴として死ぬ際にも「子供や親戚に迷惑をかけたくない」「ましてや他人に迷惑をかけられない」という気持ちが根強くあります。そのため、歳をとれば「終活」という死の準備に入ります。しかし、最近は、これをしない人が多いのです。

孤独死をしないためには、できる限り健康で元気でいることはもちろん、地域社会とつながりを持ち続けることが大切です。看取り難民が孤独死しないためにできることは、27節で述べたように、健康でいることを除けば二つしかありません。一つは、最低誰か1人連絡を取ってくれる人がいること。もう一つは、死亡診断書を書いてくれるかかりつけ医がいることです。

身寄りがないか疎遠で地域社会から孤立している独居老人に、介護や医療サイドが積極的に働きかけることはできません。しかし、２０１２年の介護保険法改正によって、「見守り」などの生活支援を行うことが、国や地方公共団体の責務として規定されたので、「見守りサービス」だけは充実しています。

よって、孤独死しないためには、地区の地域包括支援センターに設けられた窓口に、積極的に相談することをお勧めします。また、身寄りのない方は、終活として、次の3点をしておくべきです。

①葬儀会社を選び、葬儀や埋葬方法を決めておく
②財産や遺品の処分方法を決め、遺言書を作成しておく
③死後事務委任契約を司法書士や行政書士と結び、死後の遺産・遺品整理を依頼しておく

31 孤独死を無事に迎えるための「かかりつけ医」の選び方

人間誰しも、最終的にはたった1人で死んでいきます。子供が独立・別居し、配偶者に先立たれれば一人暮らし、いわゆる「独居老人」になり、看取ってくれる人がいないという「看取り難民」になります。

このプロセスで大事なのは、やはり、「かかりつけ医」です。かかりつけ医は、継続的に健康状態を診てくれますし、最終的には死亡診断書を書いてくれます。では、どうやって、かかりつけ医を見つければいいのでしょうか？

歳をとるほど、病院に行く機会は増えます。しかも、そのときどきの病気で、その診療科を受診すると、だんだん行く病院が増えてしまいます。

たとえば、高血圧だと循環器内科、血糖値が高いと内分泌代謝内科や糖尿病内科、頻尿だと泌尿器科といった具合です。

これは、現代の医学が臓器別の診療を基本としているので仕方ないことですが、高齢者には健康面でも金銭面でも負担が大きすぎます。病院をはしごすれば、それぞれで検査を受け、クスリをもらいます。そんなこんなで10種類以上もクスリを飲んでいる方がいます。また、たとえば高血圧だとコレステロールを下げるクスリを出しますが、飲み過ぎると免疫機能が衰え、感染症にかかりやすくなります。もし、がんを持っていたら進行が速くなります。


そこで、ともかく、なにか症状が出たらすぐに行くことができ、長年にわたって診てもらえる医者が必要です。いわゆる、近所の病院（町医者）です。そこの医者に診てもらえる状況をつくっておくのです。この近所の医者が、かかりつけ医です。

「かかりつけ医」と「主治医」を同一視している方がいますが、別と考えるべきです。日本の診療科別医療システムでは、主治医は、患者のある特定の疾患を診る医者です。たとえば糖尿病と診断されて治療に入ると、担当してくれる医者ができます。その医者が主治医です。したがって、主治医は担当以外は診られないし、診てくれません。

たとえば、ある糖尿病患者は、長年、糖尿病の専門病院に通院していました。ところが、不調を訴えたにもかかわらず、担当医はなにもしてくれなかったので、大病院で検査を受けたところ、末期の胃がんと診断されました。しかし、残念ながら手遅れでした。遺族は「ずっと同じ医者にかかり主治医だと思っていたのに納得がいかない」と訴えましたが、取り返しはつきません。

私の家は大阪で代々続いた医者の家で、父は典型的な町医者でした。近所の患者ばかり診て、呼ばれれば往診に行っていました。患者から見れば父は「かかりつけ医」でした。一時、私は、細川護熙首相（当時）から「主治医」と呼ばれて、定期的に診断に行き、必要とあれば専門医を紹介していました。

しかし、これはどう見ても「主治医」ではなく「かかりつけ医」で、医療アドバイザーです。同じ歳をとるほど、人間は、健康面において個人差が大きくなります。かかる病気も違います。同じクスリを飲んでも効く人と効かない人がいます。それで、近年は、その人にあった個別化医療が進んでいます。「オーダーメイド医療」「テーラーメイド医療」などと呼ばれおり、それを売りにしているところも多くなりました。かかりつけ医を選ぶなら、まずこういうところがいいでしょう。

検査してすぐクスリを出す。数値ばかりにこだわる。看護師の入れ替わりが激しい。こういうところは避けるべきです。インターネットの書き込みより、口コミのほうが信用できます。

私は、まずは医者の人間性をチェックし、信頼できると判断したら、きちんと「私と私の家族の医療問題について、相談に乗ってくれますか？」と申し出ることを勧めています。この申し出に「はい」と答えてくれる医者が、最良の「かかりつけ医」です。

32 「孤食」「貧食」「偏食」が死期を早め、孤独死を招く

「孤独死」ほど、惨めな死に方はありません。誰にも看取られず、誰にも知られず、苦しんだ末、たった1人で死んでいくのですから、想像しただけで目の前が真っ暗になります。多くの研究により、一人暮らしが寿命を縮めることが明らかになっています。その大きな原因は「孤食」、つまり1人で食事を摂ることにあります。「孤食」はたいていの場合、「貧食」になります。また、栄養が偏った「偏食」になります。こうした「孤食」「貧食」「偏食」は、最終的に孤独死を招くのです。

「生きることは食べること」という言葉があるように、人は食べなければ生きていけません。しかし、ただ食べればいいというわけではありません。

3年間にわたったコロナ禍により、「孤食」が増えました。「黙食」「マスク飲食」が強制され、「孤食」を余儀なくされる人が増えました。それによる健康被害は、新型コロナによる健康被害以上のものがあります。

新型コロナによる死者が一人暮らしの高齢者に多かったのは、ウイルスのせいだけではありません。一人暮らしの生活、とくに食事と運動の貧弱さにより免疫力が低下してしまったからです。

「孤食」が健康被害をもたらす、寿命を縮めるという調査研究は世界中で行われ、いずれも同じような結果が報告されています。最近では、北米更年期障害協会が、「孤食の頻度が高いほど内臓脂肪型肥満と高血圧のリスクが上昇する」「孤食はメンタルヘルスにも影響をもたらし、うつ症状の原因になっている可能性がある」という研究結果を公表しています。この傾向は、男性より女性のほうが強いようです。日本の調査報告でも、高齢者のうち孤食の多い人ほどうつ症状を発症していることが明らかになっています。

「孤食」の反対は、何人かで食べる「共食」ですが、孤食グループと共食グループに分けて追跡比較した研究もあります。

それによると、孤食グループは共食グループに比べて、食事が偏るせいか、食物繊維、ナトリウム、カリウムなどの摂取量が少なくなります。さらに、食品の栄養表示などに対しての反応も、孤食グループは高くありません。こうしたことから、孤食グループは心疾患になるリスクが高いと指摘されています。

また、要介護状態にない高齢者を対象とした、孤食グループと共食グループの追跡調査があります。それによると「5％超の体重減少」は孤食グループのほうが多かったといいます。5％超の体重減少は栄養状態の悪化の指標の一つで、死亡リスクの上昇を示すとされます。

「孤食」の弊害は、「貧食」「偏食」によって健康が損なわれることだけではありません。前述したように、メンタルヘルスにも及びます。それは、コミュニケーションのない食事だからです。

私たちは生まれてから、家族、学校など集団のなかで会話をしながら食事をしてきました。それが、高齢者となり一人暮らしになって孤食をすることになると、孤独感、疎外感をいっそう強めます。

イギリスの研究では、孤独を感じている人ほど糖尿病を発症する確率が高くなるというものがあります。現在、先進国では、孤独が大きな社会問題になっています。イギリスでは、世界初の「孤独担当大臣」が誕生しています。

コロナ禍により、ＳＮＳを使って、離れていてもリモートで飲食できるようになりました。若い層はオンライン飲み会を積極的に行いました。

しかし、「孤食」はできる限り避けるべきでしょう。

Part5　がんで死ぬ幸せ

２人に１人ががんになり、３人に１人ががんで死ぬというのが、統計が示すいまの時代です。それほど、がんは日常的なものになったのに、ついこの前まで、がんを本人に告知することはタブーでした。がんは「不治の病」とされ、「がん宣告」は死を意味したからです。

だから、私たち医者はウソをつきました。たとえば、胃がんの場合は胃潰瘍と告げました。

しかし、時代は変わりました。医学、医療の進歩のおかげで、いまや多くのがんは、早期発見すれば手術や最新の治療法によってほぼ治癒が可能です。死期が迫る末期がんでも終末期の緩和ケアによって、つらい苦しい思いをしなくてすむようになりました。

そこで、近年、言われ出したのが、「がんで死ぬのは幸せ」ということです。その最大の理由は、自分の余命がわかるからというのです。たしかに、自分がこれからどれくらい生きられるのかを知って、死を迎えるにあたっての準備期間を持てるのは、幸せかもしれません。その間に、人生の整理をし、身近な人や家族に別れを告げることができるからです。

しかし、本当にがんで死ぬは幸せなのでしょうか？　また、がんと診断されたとき、どうすればいいのでしょうか？

33　前立腺がんと診断されて４年。私はなぜがんを放置しているのか？

何度か述べましたが、私は、前立腺がんを患っています。がんと確定診断されたのは、２０１９

年の4月のこと。ダイナミックMRIによる検査の結果、「ステージはT2で、大きさは1センチほどです」と告げられました。

一般の方なら、がん宣告を受けるとショックを受けます。しかし、私はこの結果を予期していたため、やはりと思っただけでした。そして、今日まで、ほぼなにもしていません。懇意の専門医に頼んで免疫療法を試してもらっていますが、それだけです。つまり、がんを放置しています。

前立腺がんには、三大標準治療とされる、「手術（外科治療）」「放射線治療」「ホルモン治療」があります。このうち、たいていの場合、医者は手術を勧めます。この三つを組み合わせることもあります。しかし、私はすべて拒否。拒否というより、はなから手術は考えていませんでした。というのも、前立腺がんは進行が極めて遅いがんだからです。たとえ放置しても、暴れ出すことはほとんどなく、寿命をまっとうできる可能性のほうがはるかに高いのです。

私の場合、10年ほど前から、血液検査によるPSA（前立腺特異抗原）の数値が高めでした。PSA数値が高いと、前立腺肥大や前立腺がんが疑われます。PSAの基準値は50～64歳で3・0ng/mL以下、65～69歳で3・5ng/mL以下、70歳以上で4・0ng/mL以下です。

私は、10・0ng/mLを超えていました。ですから、がんがあって当然なのです。

「そんなに数値が高いのにほおっておいていいんですか?」と、事情を知らない人は聞いてきます。

これには「いいんです」と答えるほかありません。

なぜなら、ＰＳＡを問題にするのは、ほぼ日本だけだからです。アメリカの場合、ＰＳＡ検査はほとんど無意味とされ、数値が高くても日本のようにすぐに「生検」とはなりません。

この生検がまた曲者で、これをやったために、出血多量で体調を壊した、また腎不全になったという方がいます。前立腺がんの生検は、直腸あるいは会陰部から針を刺入して細胞を採集します。これはけっこう難しく、下手な医者がやるとかえってこじらせてしまうのです。

そのため、私はダイナミックＭＲＩという体を傷つけずにすむ方法で、確定診断をしてもらったのです。

私の確定診断の「ステージＴ２」というのは、がんの進行度の分類法である「ＴＮＭ分類」のＴ（原病巣）が、２であるということです。Ｔ１だと初期がん、Ｔ２はそれが進んだ状態、Ｔ３になるとがんは浸潤していて、Ｔ４になるとリンパ節や骨などに転移しています。つまり、私のがんは前立腺内に留まっている状態で、１㎝大というわけでした。

これなら、私としては、想定内であり、まったく問題ないのです。ところが、ほとんどの医者は、このような初期がんでも手術を勧めてきます。前立腺と精のうを摘出し、その後、膀胱と尿道をつなぐ前立腺全摘除術が一般的で、これを行おうとするのです。しかし、手術したほうが、結果はよくありません。

私は手術したために、尿失禁になった、性機能を失ったという人を数人知っています。性機能を失うというのは、ずばり勃起不全で、前立腺の周囲には勃起にかかわる神経が走っていて、前立腺を摘出する際に、その神経を切断してしまうことがあるからです。

そういうこともあって、アメリカでは、前立腺がんの手術はほとんど行われていません。それなのに、なぜ、日本の医者は手術をしたがるのでしょうか？

前立がんに限らず、がんといえば昔は開腹手術でしたが、最近は、腹腔鏡手術、ロボット支援下手術（ダヴィンチ）が主流になりました。とくにダヴィンチが導入されてからは、これを使う医者が増えました。2012年に、ロボット支援腹腔鏡下前立腺全摘手術が保険適用されると、そこから一気に手術数が増えたのです。つまり、医者は患者のことより、こういう高額な医療機器の減価償却を急ぐため、手術を勧めるのです。

もちろん、手術は診療報酬の点数が高いという理由もあります。さらに、泌尿器科というのはどちらかというと地味な科目なので、手術が入ると活気づくということもあります。

近年、前立腺がんはものすごい勢いで増えています。厚生労働省の統計によると、前立腺がん患者数は1975年には2000人ほどでしたが、2000年には約2万3000人、2020年にはなんと約7万8000人にまでになっています。

その原因として、次の3点が挙げられています。

①食生活の欧米化（動物性脂肪の摂取の増加）
②日本人の高齢化（高齢者の増加）
③ＰＳＡ検査の普及（早期がんの発見の増加）

このうち、②と③、とくに③がもっとも大きな原因です。前立腺がんは歳をとるにつれて発症率が高まるので、高齢化により患者が増えたのは間違いありません。しかし、検査をしなければがんは発見されません。つまり、ＰＳＡ検査が普及したことが最大の原因なのです。

私もＰＳＡの数値が高いので、しばらくはほうっておいたのですが、やはり確定診断を得たほうがよいだろうと、ダイナミックＭＲＩ検査をしたところ、がんが判明したのです。

昔は、前立腺がんなどほとんどありませんでした。それは、ＰＳＡ検査がなかったから発見されなかったというだけの話です。だから、患者が死亡して解剖してみたらがんがあったというケースが多かったのです。

アメリカでも前立腺がんは増えています。

しかし、アメリカでは、「アクティブ・サーベイランス」という考え方が一般化していて、すぐに手術はしません。これは、たとえがんが見つかっても検査を続ける。そうして、いざ手術が必要になったと判断したときにだけ、手術を行うというものです。進行が遅い前立腺がんは、その典型的ながんです。私が、がんを放置しているのは、このためです。

アメリカでは医者の言うことをそのまま受け入れず、「賢い選択」（チュージング・ワイズリー：Choosing Wisely）をしようという運動が盛んです。この運動は、２０１１年に米国内科専門医認定機構財団（ＡＢＩＭ）というＮＰＯが始めたものですが、いまや70以上の医学会や団体が参加しています。

その「賢い選択」の一つが、「前立腺がんの早期手術は避ける」です。

こうした「賢い選択」は、いくつもあります。

たとえば、「肺がんのＣＴ検査はほとんど無意味」「４歳以下の子供の風邪にクスリを使ってはいけない」「大腸の内視鏡検査は10年に１度で十分」「リウマチの関節炎でＭＲＩ検査をするのは無駄」などです。

前立腺がんに限らず、どんながんでも手術を選択するときは慎重であるべきです。自分の年齢、体力、平均余命を考え、がんの部位と進行度で判断するのが、もっとも賢明な選択です。そのとき、親身になって相談に応じてくれる医者がいるかいないかで、あなたの余生は決まると言っても過言ではありません。

34　がんで死ぬのは本当に幸せなのか？

かつてがんは「不治の病」とされ、宣告はためらわれました。それが、現在は宣告されるようになり、それとともに「闘う病」となり、やがて「共に生きる病」となり、最近では「がんで死ぬのは幸せ」と言われるまでになったのですから、時代は変わったものです。

では、がんで死ぬのは本当に幸せなのでしょうか？

具体的に言われていることは、二つです。一つは、最近は緩和ケアが進んで、末期の痛みに苦しまなくてもよくなったこと。ほかの疾患で死ぬよりも苦痛が少ないということです。もう一つは、余命がある程度わかるので、その間に人生の整理ができ、死への心構えもできるというのです。

たしかに、昔に比べ、がんは苦しんで死ぬ病ではなくなりました。末期がんで余命宣告を受けた患者がいちばん気にするのが、「最期は苦しみますか？」ということです。

これに対する答えは、がんの部位によります。最近は、膵臓がんが最悪のがんとされますが、たとえば、骨転移をした場合は、腰部が激しい痛みに襲われます。腰椎周辺には太い神経があり、がんがそれを圧迫するからです。

肝臓がんも痛みが激しいがんといえます。末期になると患者は体をのけぞらせて痛がるといいます。肺がんも痛みがきついとされます。肺全体に転移していくので、息苦しさに苦しむ患者が多いのです。

とはいえ、がんの痛みは、年齢によって異なり、歳をとればとるほど穏やかになります。

このようながんに比べ、心肺の疾患は、痛みが激しいとされます。たとえば、最近の死因の第5位、年間約12万人が亡くなっている肺炎は、高熱にうなされ、呼吸が困難となり、苦しみのうちに意識もうろうとなって死んでいきます。

心不全もまた苦しみがきついとされます。心臓の機能が低下して全身に十分な血液を送り出せなくなると、最終的に肺の血流が悪化して肺水腫を併発します。そうなると、地獄の苦しみが待っています。急性心筋梗塞も、強烈な痛みが胸に走り、患者はもがき苦しみながら死んでいくとされます。私は、かつて冠動脈バイパス手術を受けたので、心肺疾患の前兆となる痛みを経験しています。


前述したように、がんは末期になると、「余命宣告」されます。最初はおおざっぱに1年、2年などと言われますが、そうなったら、自宅に帰ったり、家族、友人と最期の時期をすごしたりすることができます。

余命宣告に、確かなルールはありません。医者はだいたい生存期間の「中央値」を言います。中央値というのは、その病気集団、つまり同じような胃がんなら胃がんの患者集団において、「50％の患者が亡くなるまで」の期間のことです。つまり、同じ胃がん患者が100人いた場合、50人目が亡くなった時点が患者の余命となります。したがって、中央値が1年だとしても、3年、5年と生きる人が一定数いるわけです。

最終的な余命宣告は、本当の終末期になったときです。「持ってあと3カ月」などと宣告されます。この場合は、もう治療法はないので、あとは緩和ケアのみとなります。延命治療（人工呼吸、人工透析など）を拒否して、穏やかに死んでいきたいものです。

高齢者のがん治療で最大のポイントは、安易に手術をしないことです。手術がかえって死期を早めることがあります。また、手術したなら、できるだけ早く、体を動かすことです。病院で1カ月もベッドに横になったままだと、関節が拘縮し、全身の筋肉が減少するだけでなく、心肺機能まで衰えます。

そうなると、寝たきりになってしまい、なにもできないまま死期を迎えることになってしまいます。

35 手術の決め手は外科医。「神の手」の外科医もいれば「下手」な外科医もいる

私が、がんの患者やその家族の方から受ける相談でもっとも多いのが、「いい先生を紹介してくれませんか？」です。実際、じつに多くの方が手術を選択していますが、手術を選択するとなると、

今度は、その手術を受ける医師に対して不安を抱くのです。

たとえば、「直腸がんと診断されました。手術を受けることになったのですが、いまかかっているお医者さんでいいのかどうか不安です」と言うのです。

これは、手術を受けるとなると、医者の腕次第で、術後の状況が変わるということを知っている方が増えた結果です。実際、外科医の場合、医者選びに失敗すると取り返しのつかないケースがあります。これは、医療過誤事件が多発していることを見れば、みなさんもおわかりになると思います。

端的に言ってしまうと、外科医というのは「切ってナンボ」です。手術が下手な医者もいれば、「神の手」（ゴッドハンド）を持つ医者もいます。そういう外科医は年間に数百例の手術を行い、高い成功率を記録しています。

しかし、その一方で、年に数回しか手術していないのに、大学教授として世の中から高く評価されている医者もいるのです。こういう医者のことを、研究論文ばかり書いて手術室とは縁遠いという意味で、私は「紙の手」と呼んでいます。

また、若手で功名心に走り、実際にはほとんどやったことがないのに、難しい手術に挑戦してしまう医者もいます。このような医者にかかると、患者は〝実験台〟にされたのと同じですから、予期せぬ悲劇が起こってしまいます。

もともと腕のいい外科医は手術の依頼数も多くなります。そうして、さらに腕が磨かれます。現場に立つ回数が多いため、手術上の困難を前もってシミュレーションできるようになります。手術中には、大量出血などのハプニングが起こることもあるからです。

というわけで、がん治療で手術を選択したら、執刀する外科医が誰かが最大のポイントとなります。

話は少しそれるかもしれませんが、これまで私は医療過誤事件を厳しく追及してきました。それは、世の中で事故が起こるのは仕方ないとしても、ほかの事故（交通事故など）に比べ、なぜ医者だけが責任追及を免れるのか？　という疑問からきています。

たとえば、電車の運転士でも飛行機のパイロットでも、人命を直接預かる人間の仕事上のミスは厳しく追及され、再発防止策がとられます。ところが、医者の世界はそうなっていません。一般の職業に比べて、高い報酬や身分の安定が保障されているにもかかわらず、そのことを重く考えていない医者が存在するのです。

たとえば、２０１０〜２０１４年にかけて起こった群馬大学の腹腔鏡手術事件はその典型です。この事件では、腹腔鏡を用いた肝臓切除手術を受けた患者8人が、相次いで亡くなりました。８人を執刀したのはいずれも同じ外科医で、全員が術後4カ月未満に肝不全などで死亡しました。こんな外科医に当たってしまったのは不幸と言うしかありませんが、このような手術が下手な外科医は、犯罪者と変わりありません。

もちろん最善の策を尽くし、医者の側になんの落ち度がなくても、偶発的な医療事故が起こることは少なくありません。ところが自分の側に非があればあるほど、医者や病院は隠蔽《いんぺい》・改竄《かいざん》に走るケースが後を絶たないのです。

このようなリスクも考えたうえで、手術を受けるかどうかは、やはり、ご自身で判断しなければなりません。

がん手術の場合、「がん発見→手術」というお決まりのコースを疑う姿勢を常に持っていてほしいと思います。

36　「5年生存率」「10年生存率」からがんと診断されたらどうするかを考える

がん宣告を受けた患者がいちばん気にする数字が、「生存率」です。これは、診断されてから一定期間後に生存している割合を示していて、患者にとっても医療側にとっても重要な指標の一つです。

ただし、たとえば「5年生存率80％」とあった場合、その80％は「がんと診断されてから5年以上生きられる割合」ではありません。これは、「がんと診断された人のうち5年後に生存している人の割合が、日本人全体で5年後に生存している人の割合に比べてどのくらい低いかを表している」だけです。

表2　主ながんの10年生存率（%）

	病期				全体
	1期	2期	3期	4期	
胃	77.7	51.6	31.5	6.0	57.6
大腸	80.4	69.2	60.9	11.2	57.9
肝臓（肝細胞）	30.5	18.1	8.0	1.2	20.4
肺（非小細胞）	62.5	28.7	12.7	2.2	30.8
乳（女性）	94.1	85.8	63.7	16.0	83.1
食道	61.2	34.1	15.8	7.3	31.5
膵臓（すいぞう）	28.6	10.3	2.8	0.8	5.4
子宮頸（けい）部	91.9	62.5	53.1	18.6	68.1
子宮体部	92.0	84.4	63.8	16.7	79.3
前立腺	90.6	94.4	87.2	36.9	84.3
膀胱（ぼうこう）	64.8	43.4	28.9	13.3	50.1
全体					53.3

出典・参照：国立がん研究センター

また、「5年生存率」の5年は「がんと診断されてから5年」であって、「がんになってから5年」ということではありません。

現在、指標として使われている生存率は「5年」と「10年」がありますが、最近は国立がん研究センターが公表している「10年生存率」が、治癒の目安としてもっともよく使われています。

表2は、国立がん研究センターが2023年3月に公表した10年生存率を、主ながんに絞ってまとめたものです。国立がん研究センターのデータは、2010年に全国のがん診療連携病院拠点などで診断された約34万人について集計したもので、国際基準の「純生存率」（ネット・サバイバル）の手法が使われています。

このデータで、まず注目したいのが、集計したすべてのがん患者の10年生存率が53・3%ということです。簡単に言うと、がん患者の半数以上の方が、検診後なんと10年以上も生きているわけです。つまり、がん診断以降の人生は想像以上に長いのです。その意味で、いまやがんは「不治の病」ではなく、がん宣告は「死亡宣告」ではありません。

10年生存率とともに5年生存率（２０１４～２０１５年に診断を受けた94万人）も公表されましたが、こちらは全体で66・２％でした。

ただし、がん全体を一括りで語ることには、あまり意味がありません。それは、表２を見ればわかるように、生存率ががんの発症部位、ステージによって大きく異なるからです。

前立腺がんを見ると、10生存率は全体で81・３％。病期ごとの生存率はステージⅠ（１期）が90・6％、ステージⅡ（２期）が94・４％、ステージⅢ（３期）が87・２％、ステージⅣ（４期）が36・9％です。つまり、前立腺がんは、ステージⅢまでなら深刻になるようながんではないと言えます。

私が前立腺がんを放置しているのも、こうしたデータがあるからです。前立腺がんは早期発見がしやすいがんの代表ですが、この数字を見ると、「早期発見→即手術」が本当に必要かどうかはじつに疑わしいのです。むしろ、早期発見で手術したためにこじらせてしまうことが多いのです。さらに、たとえば80歳で前立腺がんが発見されたとして、即手術すべきでしょうか？　10年生存率が80％を超えているのですから、仮に90歳まで生きるとして、その死因が前立腺がんである可能性は低いでしょう。むしろ、ほかの死因で死ぬと考えるべきです。

一方で、10年生存率が低いがんもあります。

食道がんは全体で31・5％、膵臓がんに至っては5・4％となっていて、これらのがんは難治性《なんじせい》のがんと言えます。

では、よく言われる「5大がん」（死亡者数が多い五つのがん：胃がん、肺がん、大腸がん、肝臓がん、乳がん）はどうでしょうか？

胃がんや大腸がんは、診断から5～10年目の生存率は約70％で、5年後以降の再発の可能性は低くなります。一方、乳がんは5年後が約90％、10年後が約80％と下がってはいますが、生存率が高いがんということが言えます。

ところが、肺がんと肝臓がんは生存率が50％を切っているので、この二つはやっかいながんであることがわかります。

がんは怖くないといっても、このように難治性のがんは存在し、5大がんのなかでは肺がんと肝臓がんがこれにあたります。また、5大がん以外では、前述した食道がん、胆がん（胆嚢《たんのう》・胆道がん）、膵臓がんがこれにあたります。

このような状況を考えて、がんと診断されたらどうすべきか？　手術するかしないか？　などを、医者と相談しながら決めるべきです。

私の見解は、ともかくなんでも手術すればいいというものではないというものです。がんの部位、ステージ、そして年齢、体力を考えて、総合的に判断すべきです。

ただ、どんながんでも発見が末期のステージⅣなら、手術はほぼ無意味です。転移している場合がほとんどなので、源病巣を摘出しても状況の改善は望めません。結局、何度も手術を繰り返すことになり、それで体力を落として死期を早めてしまいます。

そんなことなら終末期の緩和ケアだけにして、穏やかに死期を迎えるべきです。

手術するかしないか迷った場合どうしたらいいのでしょうか？　アメリカでは、医者が患者に示すガイドラインがあります。まず、患者に余命を提示し、そのうえで次の三つのポイントに関して説明します。

①がんを治療しないことで、がんが進行し、余命まで生きられない可能性はどの程度であるか？
②がんを治療しないことで、余命をまっとうする前にがんによる症状や合併症が出現すると考えられるか？
③がんの治療に耐えられるか？

①の例で言えば、全身状態の良好な70歳の早期がんの男性に対しては、「あなたのような元気な70歳の男性ですと、治療して完治すればおおよそ20年生きられます。治療をしなければ、おそらく

あと3年でこのような症状が出現すると考えられます」などと告げて、患者本人がこの情報を元にして、より多くの情報を集め、自分の意思で判断できるようにもっていくのです。

日本でも最近は、医者の説明が丁寧かつ具体的になりました。しかし、そうしない医者も多いので、やはりご自身で正確な情報を元に判断すべきです。

37　5大がん「大腸がん」「乳がん」「胃がん」「肺がん」「肝臓がん」の対処法

5大がんのうち、10年生存率が全体で50％以上のがんは、「大腸がん」「乳がん」「胃がん」の三つです。「肺がん」「肝臓がん」は50％以下です。

どのがんも、もちろんステージによって異なりますが、発見されたときの年齢によって、早期ならばすぐ手術するかどうかは考えものです。高齢になればなるほど、手術は体にこたえるからです。

[大腸がん]

大腸がんは、盲腸、結腸、直腸、肛門に発生するがんをひとまとめにして言っていますが、とくに日本人は直腸にがんができやすいとされています。

1３４ページの表2にあったように、ステージⅢでも生存率が約6割ですから、発見されても、転移を起しているステージⅣを除いては、それほど心配することはないでしょう。医者から見ると、大腸がんは比較的対処のしやすいがんです。というのは、「進行が遅い」「早期発見が可能」「治療法が確立」しているからです。

現在、多くの大腸がんが、便潜血検査や内視鏡検査で発見されています。その結果、早期で発見されることが多いのです。発見されたステージによって治療法は異なりますが、どんな場合でも、たいていの医者は切除手術を勧めてきます。悪性でないポリープであっても、医者は内視鏡を入れて病変を切り取ろうとするのです。私は、良性なら５㎜以下のものまで取る必要はないと思っています。

いずれにしても、手術を選択すれば、腹腔鏡手術か開腹手術のどちらかとなります。開腹手術の場合、腸閉塞のリスクがあります。手術の傷が治る過程で傷と腸、腸と腸どうしがくっついてしまうことが起こるのです。腸閉塞を起こして入院ということもあります。この点では、腹腔鏡手術のほうがリスクは少ないのですが、腹腔鏡手術にはそれなりの技術が必要です。

［乳がん］

乳がんはステージⅠ～Ⅱなら10年生存率は80％を超えています。ですので、ステージⅡまでなら心配することはありません。進行が遅く、検査法も確立されているからです。検査方法は、触診以外に、マンモグラフィと超音波検査がありますが、これでほぼカバーできるので、初期段階で発見されることが多いのです。

治療法としては、手術や放射線治療による局所療法、抗がん剤やホルモン製剤による治療法、分子標的薬を使った治療法などがあります。手術だけが治療法ではありません。したがって、すぐに手術を勧めてくる医者の言うことを聞いてはいけません。

一般的に、ステージⅢまでですと、乳房切除手術（＋再建術）が行われ、その後、外来で抗がん剤やホルモン剤を使った再発予防治療が行われています。

女性にとって乳房は大切なものですから、誰もが「乳房温存手術」を望みます。私がよく知る婦人科医によると、この場合、がん病巣が３㎝以内かどうかが基準になると言います。それ以上だと難しいと言います。

近年は保険適用になったため、無理に温存するよりも全摘して乳房をつくりなおす「再建手術」が増えています。しかし、これにも落とし穴があります。再建手術はアートです。センスがないとできないのです。また、乳がんは手術後の治療がもっとも長いがんです。その意味でも、医者選びは大切です。

［胃がん］

かつては胃がん手術というと、全摘か、ほとんどを切除してしまうので、術後に「ダンピング症候群」（胃の出口の幽門《ゆうもん》を失ったために、胃のなかに食物がたまらず、動悸やめまい、冷や汗、腹痛、嘔吐《おうと》などの症状が出る）に苦しむ人が多かったのですが、いまは切除範囲を必要最小限にする努力が進んでいます。

現在、胃がん手術の４割が腹腔鏡手術で行われています。また、「ＥＳＤ」（内視鏡的粘膜剥離術）という最新の手術法も普及しています。これは、内視鏡の先端から小さな電気メスを出して患部を剥ぎ取るのもので、従来の内視鏡では切除できなかったかなり大きな腫瘍も切除できるようになっています。

とくに高齢者の場合、胃を全摘するような手術をすると、食事が十分に摂れずに体力が落ち、合併症などによって死亡する確率が高まります。手術を受けたために死期が早まるという皮肉なことが起こるのです。

早期の胃がんの場合、がん病巣は粘膜下層までに留まっているので、この場合は、ＥＳＤなどでほぼ１００％完治させることができます。

胃がんの大きな問題は、がんが「スキルス胃がん」の場合です。スキルス胃がんは、病巣の表面上はほとんど変わりがないのですが、粘膜内に深く浸潤していて転移しやすいのです。また、発見されたときには、すでに手術ができない状態まで進行している場合が多いのです。スキルス胃がんの場合、５年生存率は手術ができた場合でも約20％程度です。

[肺がん]

10年生存率が30・8％と低い肺がんは、いまではかなりの確率で早期発見が可能になっています。

ただし、肺がんは大きく分けて「小細胞肺がん」と「非小細胞肺がん」になりますが、非小細胞肺がんは早期発見が難しいとされています。さらに、非小細胞肺がんは肺がん全体の約2割を占めますが、進行が早いとされています。

そのため、発見されたときは全身に転移しているというケースが多いのです。がん細胞は1㎝大に成長するまでに約10年かかるとされますが、非小細胞肺がんは最初から進行が速く、多くの場合、発見された時点で末期です。

したがって、手術となると、歳をとればとるほどやめたほうがいいと思います。その理由は、一にも二にも肺の機能が落ち、死期が早まるからです。それでも、手術を勧めてくる外科医がいますが、その際は理由をとことん聞くべきです。また、手術しても、肺がんは再発率や遠隔転移する可能性が高く、転移した場合はそこの手術もすることになります。肺がんが転移しやすい臓器は、脳、骨、肝臓などです。

[肝臓がん]

5大がんのうち、もっとも生存率が低いのが肝臓がんです。それは、肝臓がんの主原因がウイルス感染だからです。肝臓がんの9割はB型肝炎ウイルス（ＨＢＶ）とC型肝炎ウイルス（ＨＣＶ）の感染が原因で、これらのウイルスの感染が原因で生じる「肝細胞がん」が肝臓がんのうちの9割を占めています。とくに最近では、全体の7割がC型肝炎ウイルスの感染が原因になっています。

C型肝炎ウイルス感染者の約7割が慢性肝炎となり、そのうちの約3割が肝硬変に移行します。そうして、最終的に肝臓がんとなるわけです。

このため、肝硬変になる前に肝炎ウイルス検査を行い、肝炎を早期に発見して治療を行うことが第一となっています。

C型肝炎は1度なると完治しません。したがって、現在行われている治療は、肝炎から肝硬変、肝臓がんになる過程を極力抑制するというものです。そうしながら、がんが見つかれば手術ということになり、再発性が高いのでまた見つかれば手術と、この繰り返しとなります。また、肝臓には肝動脈や門脈が通っているため、全身に転移していくことが多いのです。

なお、肝細胞がんの大きさが3cmかつ3個以下あるいは5cmで1個の場合には、保険適用で肝移植が受けられますが、「提供者（ドナー）」が少ないので順番待ちです。

38　発見されたときは手遅れ。難治性がんの「膵臓がん」「胆嚢・胆道がん」どうする？

5大がん以外で10年生存率が低いがんが、「膵臓がん」「胆嚢・胆道がん」（胆がん）です。これに5大がんのうちの肝臓がんを加えて「肝胆膵がん」とひと括りにして、難治性がんとして扱われる場合があります。

肝胆膵がんの手術は、消化器がんのなかでもとくにリスクが高く、高い技術が必要とされています。そのため、手術を選択するとなると、経験が乏しい病院、外科医を選んではいけません。

[膵臓がん]

10年生存率が全体で5・4%と、もっとも低い膵臓がんは、残念ながら「死に至る病」と言うほかありません。しかも、膵臓がんの切除手術は、数あるがんの手術のなかでも最高難度の手術で、たとえ、手術が成功しても合併症を起こす場合が多いのです。

日本胆肝膵外科学会は、年間一定数以上の高難度手術を実施している病院を修練施設とし、そこで経験を積んだ医師を「高度技能専門医」と認定し、手術技能の向上を図っています。膵臓がんの場合は、手術前に抗がん剤を投与する「術前化学療法」を行い、病巣を小さくしてから手術をして、合併症を少しでもなくす努力をしています。

とはいえ、切除ができるのは、患者全体の2~3割で、膵臓がんが発見された患者の約7~8割は手術ができず、化学療法や放射線療法などが治療の中心となります。

膵臓がんの場合は、現在のところ、今後の医療の進歩に期待するほかありません。

[胆嚢・胆道がん]

134ページの表2にはありませんが、胆嚢・胆道がんの10年生存率は全体で20%に達していません。2015年に54歳という若さで亡くなった女優の川島なお美さんは、胆嚢がんのなかでもとくに手術が難しいとされる胆管がんでした。

胆管とは、肝臓でつくられた胆汁を十二指腸まで導く管で、肝臓のなかを走る肝内胆管と肝臓の外に出てから十二指腸までの肝外胆管に分けられ、ここにできたがんは、広義で胆嚢・胆道がんと呼ばれています。

国立がん研究センターが発表している「全国がん罹患モニタリング集計」では、大腸がんの46％が転移前に発見されているのに対し、胆管がんはわずか19・9％しか発見されていません。

つまり、発見されたときはすでに手遅れということが多いのです。そのため、手術を選択するか、しないで残された人生を少しでも長くするかは、本人の考え方、生き方次第です。手術してかえって寿命を縮めてしまう可能性のほうが高いからです。

39「もう手の施しようがありません」と余命宣告を受けたら、どうしたらいいか？

末期がんの患者のご家族から、「余命宣告」について相談されることがあります。たとえば、こんなケースです。

「先生、主人が担当医から、もう手の施しようがありません、余命半年と言われました。本当に半年しかもたないのでしょうか？」

私の答えはこうです。

「いや半年ということはないと思います。まだ時間はあります。ご主人のしたいことをさせてあげてください」

なぜ、私がこう答えるのかと言うと、医者が余命宣告する場合は、短く言うことが多いからです。1年なら半年、半年なら3、4カ月と言うケースが多いのです。

その理由は二つ考えられます。一つには本当にははっきりとはわからない場合。もう一つには短めに言うことで、患者のご家族と患者本人に、残りの時間は少ないということを自覚させたいからです。実際には1年は大丈夫でも半年と短く言えば、1年になったとき、患者本人も家族もよかったと思うはずだからです。

とはいえ、余命宣告に関して否定的な医者もいます。

余命を言ってしまうと、患者のがんばろうという気持ち、生きる希望を摘んでしまうことを恐れるからです。したがって、家族には正直に見立てを話しても、患者本人には言わないケースも多いのです。

暗示効果ということがあります。あることを言葉にして伝えると、それが影響して実際にその通りになってしまうことがあります。とくに、医者の言葉は患者に大きな影響を与えます。

私には、はたしてどちらがいいのかはわかりません。ただ、最近の患者は、医学知識も豊富で、状況を読むのに長《た》けていますから、言わなくも察知します。もちろん、ずばり、「あとどのくらい持ちますか」と聞いてくる患者もいます。

昔は、寿命は察するものでしたが、いまは、死生観が昔とは違ってきているので、言葉にする傾向が強くなっています。

余命宣告と言っても、医者の勘や経験だけで言っているわけではありません。ある程度の基準はあります。

「余命宣告1年」と言った場合、それは、定義からすると生存期間の中央値が1年ということです。まず、余命宣告となるのは、もはや治療してももたない、治療が困難と判断したときです。そうなったとき、この後どれくらいの期間生存できるかを想定するわけです。

すでに述べましたが、この場合に考慮するのが「生存期間の中央値」で、これはその病気の集団、つまり同じような胃がんなら胃がんの患者の集団において、「50％の患者が亡くなるまで」の期間のことです。つまり、同じ胃がん患者が100人いた場合、50人目が亡くなった時点が胃がんの「生存期間中央値＝余命」となるのです。ということは、半分の患者が亡くなるまでの期間であり、全患者の平均値ではないのです。

したがって、胃がん患者の生存期間中央値が1年だとしても、3年、5年と生きる人が一定数いるわけです。また、それよりも早く亡くなる患者も一定数いるわけです。そう考えれば、「余命1年」というのは、その通りになるほうが少ないのです。

ただし、末期がんで入院中の患者で、主治医から「あと1、2週間ぐらいでしょう」と言われた場合は、おそらくその通りになります。これは、病状から判断しているからです。

実際のところ、医者は余命宣告が苦手です。というか嫌いです。人の命を宣告するなんて、そんなことはするべきでないし、できないと考えているからです。しかし、最近の若い医者は、物事をズバリ、相手の気持ちなど考えずに言うようです。

がん宣告にしても、難治性のがんで末期なら、ベテランの医者なら「完治は難しいですね」と言うような言い方をし、患者本人ではなく、まずご家族にそれとなく告げると思います。そうして、「先生、なんとかお願いします」と言われたら「最善を尽くします」と答えます。

しかし、最近の若い医者はズバリ「完治は無理です。手術しても無駄です。持って半年です」などと言うのです。さらに、「うちの病院では手に負えません」などとも言うようです。別の言い方なら「ほかの病院で精密検査を受けてください。また別の結果が得られかもしれませんよ」となりますが、これはウソではありません。

専門設備を持ち、専門研究に特化した国公立大学病院なら、経営は考えなくてもかまいませんが、多くの私立病院は経営が苦しい状況にあります。ですから、がんで治る見込みのない患者をなるべく囲い込みたくないのです。実際、長期入院されるほど、入院の診療報酬の単価は下がっていきます。

こうした経営状況を医者は知っていますから、このようなことを言うのです。難治性がん患者は、こうした病院にとっては厄介者です。だから、露骨に「緩和医療の施設を紹介しますので、そちらに行ってください」とはっきり告げる場合もあります。

このような事情も知って、余命宣告を受け止め、人生の最期のときを有意義に過ごすことを心がけてください。

40　無駄ながん検診、ほぼ無意味な75歳からのがん検診

がん治療は早期発見が決め手ということで、検査・検診の重要性が高まりました。そのため、いま、さまざまな検査法の研究・開発が進んでいます。たとえば、東芝が開発中のマイクロＲＮＡ検出技術（２０１９年発表）は、血液１滴からがん13種を99％検出できるといいます。ただし、実用化はまだ先です。

こうした画期的な検査法が実用化されるのは素晴らしいことですが、現在行われているがん検査、

がん検診に関しては、私は常々疑問に思っています。ひと言で言うと、無駄な検査・検診が多いということです。

現在、国立がん研究センターなどが「科学的根拠がある」と推奨しているのは、胃、大腸、肺、乳房、子宮頸部の五つのがん検診だけです。また、その方法も、次のように限定されています。

①大腸がん：便潜血検査
②肺がん：胸部X線検査
③子宮頸がん：細胞診
④乳がん：乳房X線検査＝マンモグラフィ
⑤胃がん：胃X線検査・内視鏡検査

ところが、全国の自治体の多くが、推奨外の科学的根拠が薄いがん検診に予算をさき、住民サービスとして実施しているのです。

たとえば、前立腺がんのPSA検査です。すでに述べたように、アメリカでは無駄とされてほぼ行われていません。前立腺がんは進行が緩やかで、大半は死亡原因にならず治療の必要はないからです。それなのに、日本の自治体では、たとえば鎌倉市などが補助金を出して行っています。

乳がんの場合も同じで、推奨されているマンモグラフィ以外の超音波検診が多くの自治体で行われています。大阪市や千葉市がそうです。これもほぼ無意味です。

大腸がんの場合は、便潜血検査のみ推奨されていますが、内視鏡検査に補助金を出している自治体があります。内視鏡検査では、ポリープが発見されるので、無意味とは言えませんが、除去となると高度な技術が必要とされ、熟練した医師は多くはありません。また、高齢者には出血や穿孔、また脳梗塞、心筋梗塞などのリスクがあります。

胃がんでは、X線検査と内視鏡検査が推奨されていますが、これよりもピロリ菌による胃がんリスク検査（ABC検査）のほうが大事です。日本人の胃がんの99％はピロリ菌感染が原因だからです。ですので、この検査で「A群」（健康）と診断されれば、念のために1度だけ内視鏡検査を受ければ、ほぼ胃がんのリスクはありません。

このようにがん検診は無意味なものが多く、アメリカでは「チュージング・ワイズリー」（賢い選択）で、いくつかの無駄な治療と検診の例が挙げられています。そのなかで、「余命10年未満の人にはすべてのがん検診を勧めてはならない」というのがあります。

その理由は、たとえば大腸がん検診の場合、放置しておいても少なくとも5年は命にかかわることはないとし、大腸ポリープを発見し、そのために治療（除去）するリスクのほうが、検診しないリスクより大きいということです。

私は、75歳以上の方に、がん検診をあまり勧めていません。それは、75歳を超えると余命が10年あまりしかなくなるからです。ご自身の余命のもっとも簡単な知り方は21ページの表1で、自分の年齢が当てはまるところを見ることです。

令和4年の「簡易生命表」を見ると、女性75歳の平均余命は15・67年（前年マイナス0・41ポイント）、男性75歳の平均余命は12・04年（前年マイナス0・38ポイント）となっています。

41 日本でも始まった「がんゲノム医療」は夢の治療法なのか？

これまで述べてきたように、終末期にはすみやかに緩和ケアに移行し、最期のときを有意義に生きるべきでしょう。手術を繰り返して寿命を縮めることほど、愚かなことはありません。

しかし、終末期に至る前に、まだ回復できる医療法が、近年急速に発達してきました。「がんゲノム医療」です。

ゲノム医療は、アメリカが圧倒的に進んでいますが、日本でも、２０１９年6月から、ゲノム医療につながる「がん遺伝子パネルシークエンス」が保険適用となり、全国11施設のがんゲノム医療中核拠点病院および１５６施設のがんゲノム医療連携病院で受けることができるようになりました。

ゲノム医療は、「夢のオーダーメード医療」と呼ばれています。それは、個人個人の遺伝子情報を調べることで、その人に最適な医療を施せるからです。

ゲノムとは、「遺伝情報の全体・総体」を意味するドイツ語で、「次世代シークエンサー」という検出機が開発され、治療対象になる多数の遺伝子変異を短時間で検出することが可能になりました。パネルシークエンスでは、患者のがん組織や血液からＤＮＡなどを抽出し、遺伝子の変異を解析します。この検査の対象となる遺伝子のセットのことを「パネル」と呼んでいて、現在、１００～３００ほどの遺伝子が選ばれています。がん細胞内のどの遺伝子が変異しているかがわかれば、現在、開発されているさまざまな「分子標的薬」によりピンポイントで叩くことができるのです。

分子標的薬は、これまでの抗がん剤と異なり、正常細胞を殺しません。よって、副作用はほとんどないのです。

ただ、このがんゲノム医療は誰でも受けられるわけではありません。保険適用の対象となるのは手術や抗がん剤、それに放射線といった「標準治療」で効果が期待できなくなった患者に限定されます。

もちろん、自由診療としては、すでにいくつかの医療機関で実施されています。ＮＨＫスペシャルでも取り上げられ、ステージⅣの前立腺がんの患者（63歳）が、回復した例が紹介されていました。この患者は、がんが肺やリンパ節などに転移し、手術では除去できないため抗がん剤の投与を受けていました。そこで、シークエンスを受けたところ、ほかのがんで承認されていた治療薬に効果が期待できることがわかったのです。投与されると、がんは小さくなり、がんはほぼ完治したのでした。

分子標的薬の嚆矢《こうし》は、２００1年にアメリカで承認された慢性骨髄性白血病の治療薬である「イマチニブ」です。これにより、血液のがん、白血病患者は10年以上も生存期間が伸びました。その後、さまざまながんに対する分子標的薬が開発されてきました。そのなかで、大きな話題になった「オプジーボ」（一般名「ニボルマム」）は、いまや保険適用され、悪性黒色腫、非小細胞肺がん、腎細胞がんなど7種類のがんの治療薬として使われています。

分子標的薬は、研究が進むにつれ、異なるがんでも特定の遺伝子に変異がある場合には効果があることがわかってきています。たとえば、「アバスチン」という分子標的薬は、大腸がんや非小細胞肺がん、乳がん、卵巣がんなどに使われています。

ただし、保険適用されても薬価は高く、段階的に引き下げられてはきましたが、２４０mgの1瓶で薬価は36万６４０５円、１００mgあたりでは15万２６６８・２５円です。２週間に１回２４０mgの点滴投与が基本ですから、１カ月あたり約75万円（保険適用３割負担で約22万５０００円、高額療養時制度適用で約８万３０００円）かかります。

ゲノムシークエンスで、変異が見つかる可能性は５割ほど。それに見合う医療ができる患者は１～２割とされています。遺伝子異変が見つかっても、それに対応する分子標的薬がまだ開発されていないことが多いのです。すべては今後の研究開発次第と言えるのです。

Part6 糖尿病の不都合な真実

世の中には「治らない病気」というものがあります。糖尿病はその一つです。糖尿病が怖いのは、悪化すると人工透析なしでは生きられなくなることです。また、さまざまな合併症を発症し、心筋梗塞、脳梗塞の引き金にもなります。

糖尿病は、1度発症したら、その後は悪化しないよう、血糖値、血圧値といった数値をひたすらコントロールしなければなりません。血糖値を下げるためにクスリを服用しますが、大事なのは食事療法です。糖尿病の原因は、遺伝的な部分もありますが、主に食事だからです。

現在、糖尿病患者および糖尿病が疑われる人は全国で1000万人以上いると見られています。そのほとんどが高齢者です。

このような糖尿病を医者から見ると、糖尿病患者というのは「ドル箱」です。それは、死ぬまで「永遠のリピーター」となり、病院におカネを落としてくれるからです。

糖尿病にはこのように、あまり知られていない「不都合な真実」がいくつかあります。

42 私も患者の1人、投薬、食事療法で生きている

糖尿病は、いわゆる「生活習慣病」の典型的な病気で、病気としてはじつに単純です。血液中の糖分(ブドウ糖)が増えてしまう、それが糖尿病だからです。

ところが、血液中の糖分が増えて血糖値が上がると、恐ろしいことが起こります。まず、疲労感

が取れなくなり、のどの渇きがひっきりなしになります。そうして、最終的には合併症（神経障害、網膜症、腎不全、心筋梗塞など）を起こします。つまり、死に至るわけです。

したがって、糖尿病になったら、血糖値をコントロールし、病状をこれ以上進行させない治療をすることになります。

糖尿病には1型と2型がありますが、1型は主に子供や若い人、2型は遺伝的な体質に食生活や肥満などの要因が加わったために起こるとされ、主に高齢者が発症します。そのため、2型糖尿病は病気というより老化現象の現れとも言えます。

私が糖尿病と診断されたのは、2005年のこと。血糖値を検査したところ、「HbA1c」（ヘモグロビン・エイワンシー：過去1～2カ月の血糖の平均値）が7・2％と基準値（6・5％未満）を超えていたのです。以来、私は、血糖値を下げるクスリを服用し、食生活も変えました。ただし、当初は甘く見ていました。まだ、初期の段階に過ぎず、自覚症状がなにもなかったからです。しかし、2020年に、狭心症で2回目のステント留置術を受けるために入院したときに数値を聞いて、腹を決めました。治療を徹底して実行しないと生命にかかわるとはっきりと意識しました。このときは、「HbA1c」が9・5％もあったのです。

じつは私は、自身が糖尿病になることを自覚していました。それは、母と「父方」と「母方」の祖父も糖尿病を患っていたからです。しかも、プロレスのリングドクター時代から、しゃぶしゃぶを年50回以上、それ以外は中華かチャンコを食べ、食後の甘いものも必ず食べていました。遺伝的な要因があり、食生活もこのように偏っていれば、糖尿病になりやすいとどの医学書にも書いてあります。

ただ、医者とはいえ、それを知っていることとそれを自覚して実行することは別です。いまさらですが、若いときから食生活を心がければよかったといっても、それは「後の祭り」です。

糖尿病と診断されてから私は、毎日必ず血糖値を測るようになりました。現在、私は血糖降下剤のDPP—4阻害薬「エクア」を朝夕1錠ずつ服用し、その日の血糖値に合わせてインスリン製剤の「ランスタXR」を2〜6単位皮下注射しています。

食生活も変え、炭水化物を摂り過ぎないように心がけています。夕食の「ご飯」は控え、長い間好きだった「パスタ」や「かた焼きそば」は、いっさい食べていません。クスリを飲み始めて2、3カ月して、血糖値は下がりました。しかし、服用をやめると上がるので、クスリが欠かせなくなりました。

とはいえ、やはり糖尿病治療は、食事療法につきます。運動なんかでは追いつきません。間食は絶対にダメ、肉や野菜、果物はOKですが、炭水化物を摂りすぎてはいけません。私の反省を込めたアドバイスは、家系的に糖尿病が心配な方は、早い段階で、食生活を改善すべきということです。

43 糖尿病が治らない病気というのは本当か？

残念ながら糖尿病は、いったん発症すると治す方法はありません。したがって、治療は進行をいかに抑えるかであって、生涯にわたって続けなければなりません。

糖尿病の原因は、「遺伝的要素」と「生活習慣」（食生活、運動など）の組み合わせとされています。私の場合、まさにこの通りで、前述したように、母をはじめとして身内に糖尿病の患者が多く、若いときは暴飲暴食を重ねました。母校の相撲部の監督、プロレスのリングドクターなどをしてきたので、食事は炭水化物が中心でした。これでは、糖尿病になって当然です。

糖尿病の治療は、投薬、食事療法、適度な運動、インスリン注射などで、ともかく血糖値を正常に保つことがポイントです。悪化して腎臓機能が低下してしまうと、人工透析が必要となるので、手を抜いてはいけません。

いずれにしても、糖尿病の治療は血糖値を正常の範囲に保つことに過ぎません。治すわけではないので、治療とは言えないかもしれません。ただし、血糖値のコントロールを行うことで健康な人と変わらない生活が可能になります。そういう意味では、治療は「健康な状態を保つためのもの」と前向きにとらえることが大切です。私もそうして、自分を励ましています。

糖尿病は、具体的に言うと、膵臓でつくられる「インスリン」というホルモンの分泌不足、作用不足です。食事から摂取された糖分は小腸から吸収されて血管に入ります。血管のなかに入った糖分は、インスリンによってエネルギーに変換され、全身に運ばれます。

ところが、糖尿病になると、インスリンを分泌する膵臓のベータ細胞が死んでいきます。もちろん、再生機能が失われない限りは大丈夫ですが、機能が失われるスピードのほうが速くなれば、インスリンが足りなくなります。そうなると、血液中の糖分が増えて血糖値が高くなります。

この血糖値が高い状態が続くと、血管内に活性酸素が大量に発生し、血管がボロボロになってしまいます。その結果、適正な栄養の供給が途絶えてしまうので、臓器にさまざまな障害が起こってきます。

糖尿病の初期には、自覚症状がありません。症状が出るにしてもごく軽く、末梢神経まで栄養が運ばれなくなるための手足の指のしびれや、肌のかゆみなどです。また、のどの渇きや発汗が多くなることがあります。日頃から、企業健診、自治体の健診などで血液検査をしていれば、糖尿病は容易に発見できます。ただ、健診をまめに受けている人は多くなく、糖尿病の疑いがある人の約4割が治療を受けずに放置しているというデータがあります。一般的に血糖値の2~3カ月の平均である「HbA1c」が6・5を超えると糖尿病の疑いがあると診断されます。

糖尿病が悪化すると、さまざまな合併症が起こります。なかでも腎臓が機能しなくなる糖尿病性腎症となれば、人工透析をしない限り生き続けられません。体内の老廃物を尿中に排泄できなくなり、放置しておくと尿毒症を起こして死んでしまうからです。人工透析が発明される前までは、こうして死んでいく患者が多かったのです。

とはいえ、人工透析は患者には大きな負担で、ほぼ1～2日おきに病院に行き、4～5時間を要します。腎臓機能はいったん失われると回復しません。腎臓移植が最終手段ですが、日本ではドナーが少なく、希望してもできない場合が多いのです。

こうして見ると、糖尿病は「未病」のうちに、食事と適度な運動で防ぐほかありません。ただ、治療法は進歩していて、いまではスマホのアプリが自動的に血糖値を測定し、1日で注射するインスリンの量を計算してくれます。こうした治療法の進化が、この先、患者の負担を軽くするでしょう。ただし、それでも糖尿病は完治する病ではありません。

44　血糖値とはなにか？　基準値にはグレイゾーンがある

糖尿病と言えば、「血糖値」。これが高いと、放置しておくとさまざまな合併症を起こすので、検査数値によって糖尿病と診断します。日本糖尿病学会が定めた診断基準によると、患者は何種類かある検査をして、その数値によって、次の三つのパターンに分類されます。

①正常型（正常な人）
②境界型（糖尿病予備軍）
③糖尿病型（糖尿病を発症している人）

一般的な糖尿病検査は、企業や自治体などの健康診断や人間ドックなどで行われる、「空腹時血糖値」と「HbA1c」の測定です。

血糖値検査には、早朝の「空腹時血糖値」がよく使われますが、前日の食事やストレスの影響を受けやすいため、測定条件により変動する難点があります。そのため、「HbA1c」を重視します。「HbA1c」は、測定前2〜3カ月間の血糖値の平均点であり、昨日、今日の生活の影響は受けません。

もちろん、糖尿病の診断には、数値以外の症状や病歴なども加味して医師が判断します。ただ、やはり数値で判定するのがほとんどで、③の糖尿病型と診断される数値は、「空腹時血糖値が126mg/dL以上」「HbA1cが6・5%以上」です。①の正常型は「空腹時血糖値が110mg/dL未満」「HbA1cが6・0%未満」です。

問題は、②の境界型の人で、③以下ですが①以上が該当します。該当した場合は注意信号が点滅していると考え、食事や運動に気を使うようにすべきです。

「空腹時血糖値」は一般的に健康な人は80〜90 mg/dL です。糖尿病は40歳以上になると発症率が高まるので、40歳以上の場合は、空腹時血糖値が１００mg/dL 以上になると、「特定保健指導」の対象となります。また、１１０mg/dL 以上となると、これは「メタボリックシンドローム」の基準に該当してしまいます。

このように、糖尿病に関しては常に数値を気にしなければなりませんが、数値だけで判断するのは危険です。というのは、基準値はこれまで何度か変更されてきたからです。また、男女別、年齢によっても違うわけですし、病気には必ず個人差があります。

２０１６年に、日本人間ドック学会と健康保険組合連合会が、血圧や血糖値、コレステロール値、肥満度などについて緩和した新しい基準値を発表し、それによって医療現場が大混乱するということがありました。

たとえば、基準値の正常の範囲が引き上げられると、それまで境界型だった人間が正常型になります。その逆では、正常型だった人間が境界型になります。

医師のなかには、境界型から治療を勧め、場合によっては血糖値降下のためのＳＵ剤を出してしまう者もいるのです。ＳＵ剤は低血糖を招くので、境界型で出すのは危険です。境界型は、正常とも病気とも言えない「グレーゾーン」で、ここが治療においてはもっとも悩ましいのです。糖尿病は、境界型のときから病状は進んでいくので、早期治療は大切です。

ただし、治療といってもクスリではなく、食事の改善が第一となります。ご飯や麺などの炭水化物を減らし、食後の運動（と言ってもウォーキングで十分）を心がけるのです。単純にご飯を茶碗一杯食べていたのを7分目にするだけで、血糖値は下がります。


糖尿病発症の平均年齢は60歳なので、50歳代になったら、誰もが炭水化物の摂取量を減らしていくのが望ましいのです。また、塩分控えめも有効です。私はずっと、そうしてきました。糖尿病のグレーゾーンですが、専門医たち意見を集約すると、「空腹時血糖値が１１０を超えたら注意」ということになります。彼らは、これを「１１０番」と呼んで治療開始の目安にしています。

45 高血糖より怖い低血糖。即座に糖分補給を！

糖尿病と言うと、誰もが「血糖値を下げる」ことが肝心だと思っています。一般的に、血糖値が高いことを糖尿病と言うからです。すでに述べたように、血液中の血糖値が高い状態が続くと、やがて血管が活性酸素により破壊され、全身に栄養が行き渡らなくなり、さまざまな合併症（神経障害、網膜症、腎症、心筋梗塞など）を引き起こします。

しかし、血糖値を下げすぎると、今度は別のリスクが生じてしまいます。

長年、医者をやってきても、実際に病気をしてみないと本当にわからないことがあります。その一つが、私自身が糖尿病になり、その治療の最中に体験した低血糖症です。

糖尿病を発症してからすでに十数年、私は何種類かの血糖降下剤を毎日服用しています。そうしながら、食事療法を続け、「HbA1c」が6・5％未満になるよう努力しています。

生活習慣病はみなそうですが、病気と上手く付き合っていくしかないのです。つまり、糖尿病を含む生活習慣病は、病気というより老化現象と言ったほうが的確です。

ただ、糖尿病を発症して老化していくなかで怖いのは、高血糖ではなく低血糖です。低血糖になると、冷や汗をかいたり、目がかすんだりして集中力がなくなり、最後には言葉が出にくくなったり、呂律《ろれつ》が回らなくなったりします。意識を失い倒れる場合もあります。

こうした低血糖の症状は、医者としての常識で、糖尿病患者にクスリを処方するとき、「下がり過ぎたら危険ですので十分注意してください」と言うことになっています。しかし、そうはいっても医者自身はマニュアルに沿って言っているだけで、低血糖になると、実際にどうなるかはわかっていないのです。

それがわかったのは、2015年5月のことです。私は初めて低血糖の症状を体験しました。私は自分の体調と食事を常に手帳にメモしているのですが、それで確認すると、午後2時ごろ、なにか嫌な感じがし、気持ちが悪くなりました。うまく説明できないのですが、しゃべるのさえ嫌になりました。

このとき、私が思ったのは「低血糖というのはこれなのか」です。それまでは医者の知識としてあったものが、初めて納得できたのです。このとき、私はチョコレートを食べて糖分を補給して事なきを得ました。

これと同じことが、２０１６年1月7日の午後7時ごろにも起こりました。このときは風呂に入ろうとして、足に力が入らなくなったのです。私は急いで簡易測定器で空腹時血糖値を測り、35 mg/dL と出たので、あわててチョコレートを食べました。そうして約1時間後、血糖値は82 mg/dL まで回復しました（正常値は80～１１０mg/dL）。もしなにもしなかったら、そのまま意識を失ったかもしれず、かなり危なかったわけです。

低血糖には数値的な定義はありません。「症状をきたすほど血糖値が低くなったもの」を低血糖と呼ぶだけです。ただし、放置すると、錯乱、けいれん発作、昏睡などに陥り危険です。即座に糖分を補給せねばなりません。

かつて、糖尿病はなんでもかんでも厳しく血糖値を下げれば合併症は防げると考えられてきました。それで、医者はどんどんクスリを出したのです。しかし、現在は低血糖を抑えながら治療していく処置がとられています。

高齢者に限らず、たとえば若い人が激しい運動をすれば血糖値は下がります。そうなると、心臓の働きが悪くなり、最悪の場合は突然死ということも起こります。そのため、スポーツでは糖分補給が非常に大事です。糖分は本来、エネルギー源だからです。

46 昔は「ぜいたく病」、いまは「貧困病」という不都合な真実

糖尿病は日本の「国民病」と言われ、現在、潜在的な患者（糖尿病が強く疑われる者）も含めると、患者は1000万人を超えているとされています。そのほとんどが高齢者ですから、高齢化が進めば進むほど患者数が増えるのは当然かもしれません。

患者数が多いこともあり、糖尿病の克服は、昔から日本の医療界の大きなテーマとなっていました。

糖尿病になると、昔よく言われていたのが、「ぜいたくのし過ぎでは」でした。美味しいものを腹いっぱい食べて、その結果、糖尿病になると思われていたからです。つまり、糖尿病は「ぜいたく病」でした。そのため、糖尿病になるのは、「自己責任」とも言われていたのです。

かつて、麻生太郎財務相（当時）が、「自分で飲み食いして、運動も全然しない。医療費捻出はあほらしい」と発言したことがありました。また、フリーアナウンサーの長谷川豊氏が、「自業自

得の人工透析患者なんて、全員実費負担にさせよ」と発言したことがありました。
しかし、こうした認識は間違っています。

近年の調査研究で、糖尿病の不都合な真実が明らかになってきました。それは、糖尿病が「ぜいたく病」ではなく「貧困病」であるということです。

全日本民主医療機関連合会（民医連）が、全国の医療機関96施設で40歳以下の2型糖尿病の患者800人を調査したことがありますが、その結果、わかったのは、年収が200万円未満の世帯が全患者世帯の57・4％を占めていることでした。患者の半数以上が非正規雇用で、低所得層だったのです。同様な調査は数多くあり、週60時間以上の労働、朝食抜きで22時以降に夕食を摂ると発症のリスクが高まるということも報告されています。

つまり、低所得者層ほど、安価で量が多く、空腹を満たしてくれる食品を多く摂ります。米やパンなどの炭水化物を主体とした食事になり、野菜や肉類をあまり摂りません。

炭水化物といえば、その代表は、日本人の主食の米（ご飯）であり、パン、麺類、芋類なども同類です。厚生労働省の調査では、低所得層ほど米やパンなどの炭水化物を主体とした食事になり、野菜や魚を摂らないという結果が出ています。

糖尿病が「貧困病」であることは、全世界共通です。アメリカでの調査結果も、ジャンクフードなどによる不健康な食事が死の原因になっていることが明らかになっています。メキシコ、インドなどでも糖尿病は国民病です。低所得層が炭水化物の過剰摂取で肥満となり、その肥満が糖尿病を引き起こしているというのが実態です。安価な炭水化物の塊であるピザやハンバーガーやタコスを常食とし、糖分たっぷりの炭酸飲料を飲んでばかりいては、糖尿病になるリスクは急上昇します。

アメリカ心臓学会では、野菜や果物、精製されていない穀類や全粒粉、低脂肪の牛乳や乳製品、皮を取り除いた鶏肉、魚、ナッツ類や大豆などの食品を多く摂り、食生活を改善していくことを推奨しています。「生きることは食べること」ですが、食べ物は選ばなければ健康は保てません。

47　医療側から見た糖尿病。これほど儲かる病気はない

糖尿病が悪化し「腎炎」になると、最終的に人工透析をしなければ生きられなくなります。そうなった患者は、標準的に週に3回、1回4時間、通院して透析を受けることになります。これは非常に辛いことです。「生き地獄」と嘆く高齢患者もいます。

それなのに、一部の医者は、このような透析患者を「定期預金」「ドル箱」と呼んでいる現実があります。なぜでしょうか？

それは、糖尿病が治らない病であり、いったん人工透析を始めたらやめられないからです。やめたら確実に死んでしまいます。つまり、人工透析患者は死ぬまで永遠に治療を受けに来るわけですから、顧客と考えれば〝永遠のリピーター〟〝最上のお客さん〟なのです。よって、病院にとって糖尿病患者は、定期的におカネを落としてくれる「定期預金」であり「ドル箱」となるわけです。

医療もビジネスです。ただ、このビジネスが特殊なのは、病気を治してしまったら終わってしまうことです。その点では、自動車の修理などと同じですが、自動車は修理できても、糖尿病は〝不治の病〟ですから治せません。

現在、人工透析患者は、全国で30万人以上にも上り、その数は、人口比から見ると諸外国に比べて圧倒的に多く、日本は「人工透析大国」と言っても過言ではありません。その結果、糖尿病、人工透析の専門病院も数多く存在します。

これは、単純に言って「人工透析が必要」と診断される患者が年々増えているからです。糖尿病は生活習慣病であり、ほとんどが中高年で発症しますから、高齢化社会の写し鏡とも言えます。

しかし、もう一つの隠れた原因があります。それは、人工透析患者が〝人工的につくられている〟ことです。

人工透析が必要かどうかの判断は、腎機能、臨床症状、日常生活の障害の程度を点数化して、合計60点以上になったら行われます。しかし、日常生活の障害の程度というのは医者のさじ加減でどのようにも評価できます。したがって、この項目があるために、人工透析が必要でない患者まで人工透析患者にしてしまえるのです。日常生活の指導で腎炎を予防できる患者に対しても、人工透析が必要と診断して「ドル箱」にしてしまうわけです。

病院経営者が現場の医師に、「透析患者をもっと増やせ」と指示していることは珍しくありません。診療報酬の改定は2年ごとに行われますが、人工透析の点数はかなり高いので、病院にとって透析患者は欠かせないのです。

人工透析には保険が効きます。一般的に実費では月40万円ほどかかりますが、患者負担は1万～2万円ですみます。保険により、国が1人あたり年間500万円近く税金で負担してくれているからです。この金額が、医療側にとっては大きな収入源で、透析患者を1人つかまえるとベンツが1台買えると言われるほどです。また、製薬会社にとっても、人工透析は確実かつ大きな収入源です。

必要もないのに、人工透析患者にされてしまった患者は、はたしてどれだけいるでしょうか？

その実態は闇のなかです。

こうした目にあわないようにするには、糖尿病と診断された場合、きちんと根拠を聞くことです。すなわち、空腹時血糖値、食後2時間の血糖値、HbA1c値、負荷試験をやったならその値です。開業医の場合、他の科目が専門でも内科をくっつけて標榜すること多いので、あいまいな根拠でも糖尿病の診断を下す例は多いのです。内科がいちばん患者を集めやすいのでそうしているだけで、糖尿病が専門とは限りません。

また、「セカンドオピニオン」を受けることも大切です。ともかく、医者の言うことを鵜呑みにしてはいけません。

48 血管ボロボロ！ 糖尿病の本当の怖さは合併症にある！

新型コロナのパンデミック中には、多くの糖尿病患者が重篤化し、亡くなった方も数多く出ました。新型コロナは基礎疾患がある人を直撃しましたが、基礎疾患のなかでも、とく糖尿病持ちの人は弱かったのです。私も糖尿病患者の１人ですので、細心の注意をし、免疫力が落ちないようにしていました。

ではなぜ、糖尿病患者は新型コロナに弱かったのでしょうか？

それは、糖尿病が合併症を起こす疾患であり、高血糖が続くと、血管が損傷してボロボロになるからです。高血糖は白血球の能力を低下させます。白血球は、ウイルスや細菌などの病原体が体内に侵入してくると、それらを食べたり、抗体をつくって排除したりします。

つまり、免疫力の源泉で、その機能が低下すれば、新型コロナのような感染症にかかりやすくなり、かかれば重篤化してしまうのです。

何度も述べますが、糖尿病はいったん発症すると治せません。ただ、治療で進行を抑えることはできます。ですから、本当に怖いのは合併症なのです。

糖尿病の合併症には、大きく分けると細い血管に見られる合併症と、太い血管に見られる合併症の二つがあります。細い血管がまず影響を受けて損傷し、やがて太い血管にまで広がっていくと考えればいいと思います。

細い血管が引き起こす合併症の代表例が、「網膜症」です。目の網膜は細い血管の集まりで、ここがやられると視力が低下し、最悪の場合、失明します。

腎臓機能が悪化する「腎症」も、細い血管による合併症です。腎臓は、血液をろ過して老廃物を尿として排泄する役目の臓器ですが、このろ過を担うのが糸球体の毛細血管です。これが損傷すると、腎機能が低下し、いったん低下すると元には戻りません。

腎症が進行すると、降圧剤による投薬治療やタンパク質の摂取制限などの食事療法が必要になり、さらに症状が進むと、人工透析が必要になります。人工透析の辛さはすでに述べた通りです。

腎症が怖いのは、自覚症状がないまま進行してしまうことです。目で見て尿に異常があるかどうかは、一般の方にはわかりません。ですから血液検査は大切なのです。腎臓の機能は歳とともに低下します。人工透析がなかった時代は、腎臓を悪くして死ぬのは「老衰」＝「自然死」とされていました。

細い血管が損傷して血流が悪くなると、自律神経にも障害が起こります。「立ちくらみ」「下痢」「便秘」「排尿障害」「勃起障害」などの症状が起こります。

高血糖が続くと、太い血管では動脈硬化が加速します。動脈硬化が進むと、血流が途絶えたり、血管にこびりついているプラークがはがれて血管に詰まったりします。こうして起こるのが、「心筋梗塞」「脳梗塞」です。

日本人の死因の第1位は「悪性新生物」、つまり「がん」ですが、2位は「心疾患」、3位が「老衰」で4位が「脳血管疾患」です。

心臓、脳とも血管の疾患は死に直結します。

このほか、糖尿病の合併症には、「足えそ」「歯周病」「肺結核」「尿管狭窄」などがあります。どれも、治らないか治療が困難なものばかりです。

49　血糖値を下げるクスリについて知っておくべきこと

糖尿病治療は血糖値をコントロールすることが、最大のポイントで、そのために、

①食事療法（炭水化物と塩分を控えめに）
②適度な運動
③投薬療法

の三つを行います。

ところが、③の投薬、つまりクスリに関して、無関心な方が多いことに驚きます。自分が飲んでいるクスリの名前を知らないばかりか、ただ飲めばいいとだけ思っている方が意外に多いのです。しかし、クスリは正しい知識を持って正しく飲まなければ意味がありません。

私も2005年に糖尿病を発症して以来、クスリを飲み続けています。それで言えるのは、服用をいい加減にしてはいけないということです。

まず、クスリには副作用があるということを知っておくべきです。

クスリとは人間の体になんらかの影響を与える物質ととらえれば、それがよい影響ならば「効果」「効能」となり、悪い影響なら「副作用」となるわけです。風邪グスリを飲むと眠くなるというのが副作用です。血糖を下げるクスリの最大の副作用は、低血糖症を招くことです。

次に知っておくべきは、多くのクスリが病気の症状を緩和させるもので、病気そのものを治すものではないということです。風邪グスリは風邪を治すのではなく症状を緩和させるだけです。同様に糖尿病のクスリは、血糖値の上昇を緩和させるもので、糖尿病を治すわけではありません。よって、服用をやめると病状は悪化します。

血糖値を下げるクスリには、飲みぐすり（経口薬）と注射薬があります。ここでは飲みぐすりについて説明します。

まず、飲みぐすりには、その作用から大きく分けて3種類があります。

①インスリン分泌低下を補う——SU薬、グリニド薬、DPP—4阻害薬など
②インスリン抵抗性を改善する——ビグアナイド薬、グリミン薬など
③糖の吸収や排泄を調節する——α—グルコシダーゼ阻害薬など

これらのクスリは患者の状況により処方されます。ですので、なぜそのクスリなのか必ず医者に聞くべきです。ただ出されたクスリを漫然と飲むのだけはやめましょう。

SU薬、DPP—4阻害薬などの名前は有効成分から分類した一般名であり商品名ではないので、一般の方には馴染みがありません。しかし、自分が飲んでいるクスリの商品名から、どのクスリかを確認することは重要です。

たとえば、糖尿病を発症して間もない患者が最初に処方されるものに「エクア」や「ネシーナ」がありますが、これは「DPP―4阻害薬」で、日本でいちばん多く使われているクスリです。ただ、低血糖を招くリスクがあります。

「ダオニール」「グリミクロン」もよく処方される「SU薬」ですが、飲み過ぎると低血糖を招きます。「SU薬」は、弱っている膵臓に無理やりインスリン分泌させるクスリなので、飲みすぎは危険なのです。高齢者では腎臓や肝臓の機能が低下している場合が多いので、医者に確かめましょう。昔からよく処方される「メトグルコ」は「ビグアナイド薬」で、これだけで十分とする医者もいます。

ただ、糖尿病治療は日進月歩で、新しいクスリも次々に開発されています。そのため、いくつかのクスリを組み合わせて効果を高める処方も行われています。

現在、私がもっとも服用しているのは、DPP―4阻害薬の「エクア」（朝夕1錠）です。また、血糖値に合わせてインスリン製剤の「ランスタXR」を2～6単位皮下注射しています。いずれにしても、飲みすぎは低血糖症を招きます。

クスリをいつも通りに服用していても、ふだんと違って食事を抜いたり、食事の量が少なかったり、運動量が多かったりすると、低血糖症が起こることがあるので要注意です。

50 糖尿病になりやすい人、なりにくい人

まず、一般的に言われている「糖尿病になりやすい人」の特徴を列記すると、次のようになります。

・親や他の血縁者に糖尿病になった人がいる
・運動不足である
・ストレス過多の生活をしている
・肥満（メタボ）体型である
・麺類、丼物などを好んで食べる
・甘いものが好き
・アルコールをよく飲む

これらはいずれも当たっています。したがって、これらの要素と反対の人は「糖尿病になりにくい」となります。しかし、糖尿病（２型糖尿病）は圧倒的に中高年になって発症するので、老化現象ととらえれば、誰もがなる可能性があるのです。

日本人は欧米人と比較して、肥満が少ないにもかかわらず、人口あたりの糖尿病患者数は欧米に

匹敵します。これは、日本人がもともとインスリンを分泌する膵臓のβ細胞が脆弱であるからだとされています。糖尿病は遺伝するのです。

よって、代々糖尿病患者が多い家系に生まれると、糖尿病になるリスクは高まります。

つい最近、神戸大学の研究グループが、日本人の２型糖尿病の原因遺伝子の一つとされる「EIF2AK4」遺伝子が糖尿病を引き起こすメカニズムを世界で初めて明らかにしました。メカニズムが明らかになれば、個別の遺伝子治療が可能になるので、これは明るいニュースです。

ただし、糖尿病が遺伝病であるにしても、糖尿病患者を親に持った子供が必ず発症するわけではありません。また、親やその上の世代に糖尿病患者がいなくとも、糖尿病になる人はいます。

つまり、糖尿病の原因には遺伝要因（生まれつきの体質）とともに、環境要因（運動不足・過食・偏食・肥満などの生活習慣、加齢、ストレス）も大きく、この組み合わせが高いほどなりやすいわけです。

ということは、遺伝要因は変えられないとしても、環境要因は変えられるので、日頃から生活習慣に気を遣うほか予防法はありません。とくに食事習慣は重要です。

暴飲暴食はもちろんのこと、糖質・炭水化物の摂りすぎは禁物です。

かつては、糖尿病患者の寿命は一般より10年短いと言われました。しかし、最近はその差が縮まっています。これは治療法が発達したからです。ただし、悪化した糖尿病患者の多くが最終的に人工透析治療を受けますが、60代で透析治療を始めた人の平均余命は男女ともに約10年です。平均寿命まで生きられないのです。

そこで、早い時期からの予防が重要となりますが、糖尿病の場合は遺伝要因が強いので、最新医学の見地から「遺伝子検査」を受けることが重要です。すでに遺伝子検査は「次世代シーケンサー」というテクノロジーによって実用化されています。また、「分子バイオマーカー」という方法もあります。分子バイオマーカーは、血液や尿などに含まれる特定のタンパク質や、DNAやRNAなどの核酸、脂質などを検知し、その量や質によって、体の状態や、疾患の有無、進行度などがわかります。こうした最新テクノロジーにより、糖尿病などの疾患は、その発症が現れない前に知ることができるのです。

さらに、AIも導入された最新医学では、遺伝子のスイッチをオンからオフにするという処方が考案されています。遺伝子は生命の設計図とされるので、これをオフにすることで、将来の病気の発症を予防しまうのです。

とはいえ、遺伝子レベルの最新医療が効果を発揮するのは、次の世代です。すでに後期高齢者になった私のような世代では、いまさら遺伝子検査などしても、残り時間が少ないのであまり意味がありません。しかし、現在、社会の第一線にいる働き盛り世代や、若い世代の方は、遺伝子検査をして、自分という個体の遺伝的特質を知っておくべきでしょう。糖尿病は発症してしまったら、もう元には戻れません。

Part7　安楽死は殺人なのか?

人は必ず死にます。

ならば、できるなら自分が願う死に方で死にたい。そう誰もが思いますが、その思いは叶わないと思ったほうがいいでしょう。死は選択できないのです。

日本で認められているのは「尊厳死」だけであり、「安楽死」は犯罪なのです。「もう生きたくない」と訴える人に対して、医者は意思確認をして、治療を止めることしかできません。それならまだいいほうで、一部の医者は患者の意思を無視して、あらゆる施術を駆使して生かし続けます。また、多くの家族がそれを望みます。

さらにメディアは、命の尊さのみに価値をおき、歪んだヒューマニズムで、「長生き」を礼賛しています。

こういう状況が、じつは多くの悲劇的な事件を生んでいます。［Ｐａｒｔ７］では、メディアで大きく取り上げられた事件を通して、人間としてのあるべき死のかたちについて考えます。

51　人工透析中止患者の死が問いかける「尊厳死」と「安楽死」

２０１９年3月、東京都の公立福生病院で、人工透析治療の中止を希望した女性患者（享年44歳）が死亡したことを『毎日新聞』が取り上げて追及したことが、その後、大きな波紋を呼びました。多くのメディアが後追いし、テレビのワイドショーでも連日取り上げられました。私もコメントを求められました。

この女性患者は、人工透析中止に際して同意書を残しており、夫もその意思に同意していました。ところが、苦痛から人工透析の再開を訴え、その後間もなく死亡したのです。

この経緯から、病院側の同意を求めるプロセスに不手際があったのではないかと、毎日新聞は追及しました。これに対して、病院側は「悪意や手抜きや医療過誤があった事実はない」と答えたのですが、このことがさらに波紋を呼び、批判が続出したのです。

たとえば、「人工透析中止、死への誘導ではないのか」（神戸新聞）、「自殺幇助に近い」（テレビ朝日『羽鳥慎一モーニングショー』コメンテーター玉川徹氏）といった具合です。

しかし、私はこうした批判は的を射ていないし、この件は医療過誤に当たらないと判断しました。これは長年にわたって医療過誤事件を追及し、被害者の会の運動にも参加してきた私の経験からの判断です。

なぜなら、この件の報道の根底には、報道する側に人工透析や人の死に対する認識不足があったとしか思えないからです。医者はなにがあろうと、患者を助けなければならない。そのような現実を無視した考え方に、この件を報道した記者を含め、多くのメディアが染まり過ぎています。

もちろん、医者の使命は最善を尽くして患者を救うことです。しかし、どんなに治療しても救うことができないこともあるのです。その一つが、腎機能の低下、いわゆる「腎不全」です。腎不全には急性と慢性がありますが、慢性になると、もう機能が回復する見込みはなくなります。ほおっておけば、死に至ります。

そこで行うのが人工透析と腎臓移植です。これ以外に、死を免れる方法はありません。ただし、人工透析を続けても、やがて死は確実に訪れます。

腎臓の機能は、歳をとるにつれて徐々にですが低下していきます。これに生活習慣病である高血圧や糖尿病などが加わると、さらに低下します。現在、日本で人工透析を受けている患者の約4割が「糖尿病性腎症」です。

また、人工透析患者は年々増加の一途で、いまや全国で30万人以上の方が人工透析を受けて生き長らえています。全人口に対する人工透析患者の比率は、日本は傑出して高く、言い方は悪いですが、日本は「人工透析天国」なのです。

なぜ、日本ではこれほど多くの方が人工透析をしているのかというと、まず保険が効くからです。一般的に人工透析には月40万円強、年間で５００万円ほどの費用がかかりますが、患者負担は1万～2万円ですみます。

ところが、「Ｐａｒｔ6」の47節で述べたように、人工透析は医療側にとって大きな収入源で、透析患者を1人つかまえるとベンツが1台買えると言われるほどです。また、製薬会社にとっても人工透析は「ドル箱」です。

したがって、この点から言っても、病院側が人工透析を止めるように勧める、あるいは誘導するなどということはありえません。


本当のことを言うと、人工透析は腎不全に対する最良の治療法ではありません。欧米では人工透析は腎臓移植へのつなぎ医療です。アメリカでは日本と違い生体だけでなく、死体腎移植も行われています。ですから、日本の「人工透析天国」ぶりは、じつは異常と言えるのです。

人工透析をする場合、日本透析医学会がガイドラインを決めています。その要旨は、人工透析をした場合としなかった場合にどうなるかを患者と家族に詳しく説明し、本人が納得したうえで行うということです。ここには、もちろん、しないという選択も含まれます。当初の報道では、しない選択を医師が勧めたとされていますが、そんな医者がいるとは私には信じられません。


なぜなら、ここには「尊厳死」と「安楽死」という重大な問題があるからです。日本の場合、安楽死は認められていません。安楽死というのは、患者の希望で、死に至る行為、つまりクスリの投与などで死に至らせることです。欧米では一部の国がこれを認めています。もはや助からないと自覚した患者の意思を徹底的に尊重するからです。

しかし、日本でこれを行うと医師は殺人罪に問われます。日本で許されるのは、患者の意思を確認して、治療を止めることだけです。人工呼吸を止める、透析を止めるというのがこれに当たり、これを尊厳死と呼ぶのです。

人工透析中止により亡くなった患者は、高齢者ではありません。終末期医療で透析を受けていたわけではありません。しかし、透析をしなければならいほど重篤な状況だったのは間違いないでしょう。そして、透析の際に毎回針を刺す、いわゆるシャントが苦痛だと訴えていたと言います。

人工透析は死を先延ばしにはできますが、ＱＯＬを考えると、最善の方法ではありません。腎移植のほうがはるかにＱＯＬに適しているのです。

人生とは、ある意味でどのように死んでいくかです。自分の死期を悟ったとき、どのようにすればいいのかは、人によって違います。医療行為の是非や倫理だけでは、この問題は解決できません。高齢化社会になり、尊厳死と安楽死という問題は、よりいっそう身近になっています。

人間としての尊厳を失ってまで治療を続け、ともかく長く生き続ければいいものなのでしょうか？

52　ＡＬＳ患者の嘱託殺人事件から、「死ぬ権利」「安楽死」の容認を訴えたい

２０１９年、難病ＡＬＳの患者から依頼を受け、薬物を投与した医師２人が「嘱託殺人」で逮

捕されるという事件が起こりました。本稿執筆中の現在（２０２３年10月）、裁判は継続中ですが、この裁判は「裁判員裁判」（結審は２０２３年12月）で行われるため、どのような判決が下るかに注目が集まっています。検察の求刑は「懲役６年」です。

というのは、判決後、「安楽死」に関する議論が活発化する可能性があるからです。

起訴状から事件の概要を述べると、嘱託殺人罪に問われている被告は、元医師の山本直樹被告と医師の大久保愉一被告の２人。

２人は、２０１９年11月30日、ＡＬＳを患う林優里さん（当時51歳）からの依頼を受け、京都市中京区の林さんの自宅マンションに出向いて、胃ろうから薬物を投与し、急性薬物中毒により死亡させたのです。司法解剖では、林さんの胃の内容物や胃ろうの蓋などから鎮静作用のある「バルビツール酸系」の薬物が検出されました。そして、事件直前に、林さんから山本被告の口座に２度に分けて合計１３０万円が振り込まれていたのです。

というわけで、事件以後さまざまな意見が出ましたが、私の率直な見解を述べると、もう日本も「安楽死」を認めるべきときにきているのではないか、そうしたほうがいいのではないかということになります。

なぜなら、今回の事件は、起こるべくして起こったもので、今後もまた起こるかもしれないからです。

事件そのものについては、見方の違いで意見が違ってきます。単純にいまの法律、医療のガイドラインに照らせば、嘱託殺人であることは間違いありません。逮捕された2人は、患者の主治医ではないからです。患者の容体を判断できる立場になく、患者とはSNSで知り合い、「死にたい」という要望を叶えただけだからです。

しかも、彼らは自分たちの行為が、日本では法に触れることを知っており、発覚しないように注意を払っています。さらに、患者から報酬まで受け取っています。その額は、私から見ると人生を棒に振る額とはとても思えないので、患者の意思より、自分たちの考えを実行することに重点を置いていたのではないかとも思えます。

彼らの意思というのは、報道によれば「優生思想」に近いものです。被告の1人、大久保愉一医師は、ブログに「私は、治療を頑張りたいという方はサポートしますし、『もうそろそろ、いいかな』という方には、撤退戦をサポートする。そんな医者でありたいと思っています」と投稿していますし、ペンネームで「扱いに困った高齢者を『枯らす』技術——誰も教えなかった、病院での枯らし方——」という電子書籍を書いています。これに、共犯の山本直樹容疑者は共著者として名前を連ねているのです。

したがって、多くの医療関係者は、この事件を「安楽死事件」と呼ぶのを嫌がり、議論することさえ嫌がります。しかし、一つだけはっきりしていることがあります。それは、このケースは、直裁的な言い方ですが、患者のニーズと医者のニーズがぴったりと一致していたことです。

死亡女性は「(人生を) 早く終わらせてしまいたい」「話し合いで死ぬ権利を認めてもらいたい。疲れ果てました」などと周囲に漏らしていたといい、おカネを払ってまで自ら死のうとしていたからです。もし、彼女が日本ではなく、安楽死を認めているスイスのような国にいたら、今回のことは問題なくスムーズに行われていたでしょう。

日本では、これまで尊厳死に関しての議論がずっと続いてきました。しかし、このケースは、これまで日本で想定されてきたケースを超えています。

尊厳死の延長線上に安楽死があります。多くの場合、安楽死が想定されるのは、終末期の寝たきり患者です。日本は、寝たきり患者が世界的に見て異常に多く、どんなかたちでも生かそうと、徹底した終末期医療が行われてきたからです。

「胃ろう」「人工呼吸」「透析」。この三つのどれかを処置しなければならなくなると、もう回復は望めません。したがって、終末期で意識が明確なら、こうした治療を拒否することはできます。しかし、致死薬を投与してもらって死ぬことはできません。どんなに苦しくとも、患者は生き続けなければならないのです。

日本では、1995年に東海大医学部付属病院で起きた安楽死事件の判決が出て以来、安楽死に関してはほとんど進んでいません。尊厳死を消極的安楽死としてとらえ、それが許されるガイドラインが4点示されていますが、それ以上踏み込むと、医師は「嘱託殺人」「自殺幇助」に問われます。

その4点とは、

①耐えがたい肉体的苦痛
②死期が迫っている
③肉体的苦痛を除去する他の方法がない
④患者の明らかな意思表示がある

です。

私は、この4点では、現在の医療の現場に合わないうえ、患者の人間としての尊厳を損なうと考えています。医者の使命は患者の命を救うことですが、難病や終末期で回復の余地がない患者が死を望んだら、それを叶えてもいいと考えています。

なぜ、そう考えるか?

それは、これまで、あまりにも悲惨な終末期医療の現場で、「先生、死なせてください」という患者に数多く出会ってきたからです。寝たきりで動けず、胃ろうで栄養を流し込まれているだけ。呼吸も人工呼吸器で、排泄も人の手を借りる。これで、10年以上も生きる人が山ほどいるのです。また、認知症で便をこねたり、壁に塗ったのを食べてしまったり――そういう現場を見るたびに、法やガイドラインのほうが間違っている。自分はああはならないで死にたいと強く思うからです。

そして、さらに思うのは、医学が進歩しなければこんなことは起こらなかったということです。「胃ろう」「人工呼吸」「人工透析」がなかった時代は、人間は自然に死んでいきました。寿命は自然に尽きたのです。しかし、今後はさらに医学が進歩するので、その気になれば人は死ななくなります。「サイボーグ」や「ポスト・ヒューマン」となれば、人は人ではなく生きることが可能です。いずれ、シンギュラリティ（技術的特異点）がやって来ます。そのとき、死をどう考えたらいいのでしょうか？　いまから議論して決めておかないと、大変なことになるでしょう。1995年のガイドラインは、いまの現実からもかけ離れています。

安楽死といっても、オランダやスイスなど安楽死が合法化されている国では、患者の意思はいつでも撤回できるようになっています。患者の意思をくり返し確認したうえでの「死ぬ権利」の行使なのです。

日本は、目の前で問題が起こっているのに、それに向き合わないで今日まで来てしまいました。

これから、さらに高齢化が進むいま、国民的コンセンサスのうえで、安楽死を容認すべきときが来ているのではないでしょうか。

53 「殺人看護師」1人の犯罪で終わらせていいのか? 現代の「姨捨山」と言える終末期医療の深い闇

2021年11月9日、横浜地裁で、入院患者3人を殺害したなどとして死刑が求刑されていた元看護師の久保木愛弓被告（36歳）に、無期懲役の判決が言い渡されました。

メディアは当初、求刑通りの死刑を予測していましたが、無期懲役になったことで、疑問視する声が上がりました。なぜなら、被告の元看護師に、精神的な衰弱・異常はなく、「完全な責任能力がある」と認められていたこと、さらに判例から見て「3人以上の殺人は死刑」が通常だったからです。

しかも、この裁判の判決は、主文を最後に回すという異例のかたちをとったので、判決が言い渡された瞬間、「法廷内に静かに動揺が広がった」と報道されました。

しかし、私がここで問題にしたいのは、判決が異例だったということではありません。そんなことよりも、大手メディアがほとんど無視してしまったこの事件の背景、すなわち、現代の「姨捨山」

とされる終末期医療の問題のほうがよほど重要です。

事件の舞台になった大口病院は、その後、看板を付け替えていまも営業しています。また、この病院と同じような病院は全国に数多くあります。そして、こうした病院に送り込まれる高齢者は、年々、増え続けているのです。

事件が起きたのは、２０１６年9月。病院の４階病棟で、約3カ月の間に48人もの患者が死亡していたことが発覚しました。久保木容疑者が逮捕されたのは、それから2年後のことです。当初から関与を疑われていましたが、逮捕された後に「20人以上やった」と自白したというので、世間は本当に驚きました。

彼女の犯行は、患者の点滴袋に消毒液「ヂアミトール」（界面活性剤）を注射器で混入するという、じつに単純なものでした。しかし、これで患者は簡単に死んでしまいます。

なぜ、彼女はこんなことをしたのでしょうか？

供述によると、「自分が担当の日に患者が死ぬと、遺族にいちいち説明する必要があった。それが嫌だった」とのことですから、驚くしかありません。

しかし、「20人以上」と自白したにもかかわらず、立件・起訴されたのは3人だけでした。それは、この3人を除いて、遺体はすべて火葬されてしまっていたため、鑑定できる血液が残っていなかったからでした。

逮捕後、ワイドショー、新聞報道などは、彼女の犯行を厳しく追及しました。ＳＮＳには、「看護師なのに患者を殺すなんてありえない」「極刑にすべきだ」などという声が溢れました。

しかし、多くの報道はそこまでで、この事件の背景、深層を追及したところは、私の記憶する限りわずかでした。

その理由を推察すると、そうすると、日本の終末期医療の闇が明るみに出て、収拾がつかなくなるからでしょう。

旧大口病院は、医療業界で言うところの「看取り病院」です。病院というより、死期が迫った患者を引き受ける施設で、ずばり言ってしまえば「姨捨山」です。入院患者のほとんどは回復して退院することはなく、死んで退院するのです。

「看取り病院」では、患者の多くがベッドに寝たきりで、体にはチューブがつながれています。直接胃から栄養を摂取できるようにする「胃ろう」や、静脈にカテーテルを通して栄養を送る「ＩＶＨ」などの方法で、生きているというより生かされています。

これを「生き地獄」と言う人がいますが、その表現は間違っていません。私は、こうした病院で、患者から「早く死なせてほしい」という訴えを何度も聞いたことがあります。

そこで、はっきり言いますが、元看護師殺人事件は、元大口病院のような「姨捨山病院」でなかったら起きなかったということです。

かつて私も老人病院のチェーンをやっていたことがあるので、事情はよくわかります。「看取り病院」では、死期が近い寝たきり老人を集中して集めます。このような患者は、家族にお荷物扱いされているので、ケアに関してはほとんど文句がきません。そこで、終末期に入ると思い切り「濃厚治療」をやり、儲けるのです。

なかには、職員に福祉事務所などを回らせて、家族がいない一人暮らしの患者を集めているところもあります。寝たきりで生活保護受給者は、病院にとっては最高の「ドル箱」です。すべて公費で賄えるからです。

終末期医療とは聞こえはいいですが、死亡時の健保請求の審査は緩く、それこそなんでもありです。命の尊厳などありません。病院が儲けるだけの話です。

長く医者をやっていると、日本の終末期医療は間違っていると痛感します。75歳以上なら、終末期医療にかかる費用の8割は保険適用で病院に入り、患者側の負担は2割（現役並み所得者は3割）ですみます。となると、家族は療養病棟に入院させておけば年金でおつりがくるのです。

そのため、本人がどのような意思を持っていようと、「姨捨山」に連れていくように、「看取り病院」に入れてしまうのです。

年金の支給日は、月の半ばの15日です。そのため、家族から「15日までは死なせないでくれ」と頼まれたという話は、日常茶飯事です。

とくに生活保護受給者は、医療費の全額が公費負担で取りっぱぐれがないので、終末期の濃厚治療はやりたい放題です。かつて摘発された例では、必要がないのにがんや心疾患などに仕立て上げ、手術をしていた例もあります。


高齢化社会は日ごと進展しています。今後は、ますます終末期老人が増えるでしょう。となると、「姨捨山」というのは、人間社会がたどり着いた一種の知恵とも言えます。人はどこかで死期を悟り、社会と次世代に迷惑をかけないように、この世界から去っていかねばなりません。

54 現代の「姥捨山」、終末期に入る「療養型病院」の現実

目前に迫った「2025年問題」「多死時代」が投げかけるのは、私たちは今後、いったいどこで、どのような最期を迎えるのかということでしょう。「ピンピンコロリ」(PPK)ができる人はわずかです。となると、幸せに「死ねる場所」は、現在のところまったく足りていません。

厚生労働省は、「病院から在宅へ」を推進し、「在宅死」を奨励してきましたが、それができる人

は多くありません。家族の支えが得られ、なおかつ十分な蓄えがなければならないからです。

そこで、各種の老人施設が用意されていますが、これも負担できる金額次第です。負担が軽く、月10万～12万円ほどですむ特別養護老人ホーム（特養）は、いまのところ、まったく足りていません。入居待ちの人が約30万人にも上ります。

また、末期がんで緩和ケアが必要な人や、人工呼吸器や気管切開処置など終末期の医療ケアが必要な人の行き場となると、さらに足りていません。高額な入居料を払って入った有料ホームでも、末期がんなどになると、退去を迫られるというケースもあります。

つまり、終末期を迎えた慢性期患者の「受け入れ先」が足りておらず、私たちは「介護難民」「看取り難民」になる可能性が高いのです。

２０１８年に制度が変わり、慢性期患者の受け皿とされた「介護療養」の廃止が決まり、「介護医療院」が新設されることになりました。そのため、施設の転換とともに新設が進んでいますが、まだまだ不足しています。ここは、医療・介護・住居がセットになっているので、「終の住処」になりえます。しかし、現況では、どれくらいの施設ができるのか不明です。

現在、終末期患者の受け入れ先となっているのは、「医療療養」病床を持つ病院、いわゆる「療養型病院」です。日本の医療は「①高度急性期」「②急性期」「③回復期」「④慢性期」の四つの機能に分けられ、患者は、急性期、回復期を経て療養型病院に移されます。患者の半数は脳卒中疾患で、糖尿病、慢性腎不全、肝硬変、心疾患、慢性呼吸器疾患、がんなどの疾患も複合して持っています。つまり、寝たきり患者が圧倒的に多いのです。

いったん入院すると、そこにずっといられると思っている方がいますが、大きな間違いです。診療報酬制度により、急性期病院では90日以内の退院を求められ、その後、回復のためのリハビリ病院へ移ったとしても、そこは介護老人施設へ入所したり在宅に向けて準備を行ったりするための施設で、最長でも180日までとなっています。

したがって、施設に行けず自宅にも帰れないと、最期のときは療養型病院で迎えるほかないのです。ひと口に療養型病院といっても、ピンからキリまであります。

53節で述べた看護師の点滴殺人事件が起きた横浜市内の元大口病院が、典型的な療養型病院です。この病院は、死に場所に困った家族の要望で、終末期患者を大量に受け入れていました。75歳以上なら「後期高齢者医療制度」が使え、1カ月10万円ほどですみます。一方、病院側は高度な治療をする必要がないのでコストがかかりません。そのため、こうした寝たきり老人ばかりを引き受ける病院は、全国にたくさんあります。まさに、現代の「姥捨山」なのです。

Part8 医療過誤を追及して

私は長年にわたって「医療過誤」を追及してきました。「医者に嫌われる医者」をモットーにして、患者サイドに立って医療を見つめ、医者兼ジャーナリストして活動してきました。医療過誤に関しては、長男が医療過誤にあったため、裁判で訴えたこともあります。

そのような経験から言うと、日本の医療は必ずしも患者サイドに立って行われていません。医療過誤は日常的に起こっているのですが、ほとんど表に出ていません。

出たとしても、医療側の責任はうやむやにされています。こうして、多くの人が亡くなっているのですが、近年は、メディア報道も少なくなり、その実態は一般には見えなくなっています。

しかし、医療過誤による死亡者数は、交通事故の死者数をはるかに上回っています。高齢化社会になって、医療過誤死はますます増えているのです。

命を救うはずの医者が、じつは命を奪っている。そのような死は、あってはならない死です。

55　1年間に約8万人が医者に殺されている!

かつては「医療ミス」と呼ばれ、メディアで大きく取り上げられた医療過誤事件ですが、最近は目立った報道がなく、報道量も減っています。

近年、メディアを騒がした医療過誤事件といえば、2014年に相次いで発覚した腹腔鏡手術による患者死亡事件でしょう。一つは群馬大学医学部附属病院で、もう一つは千葉県がんセンターで起こりました。前者では腹腔鏡による肝臓手術を受けた患者が8人、開腹手術を受けた患者が10人、なんと計18人も死亡していました。後者でも、11人の死亡者が出ています。

ただし、報道量が減ったからといって医療過誤が減ったわけではありません。医療過誤は、毎日、間違いなく起きているのです。その死亡者数は交通事故の死亡者数をはるかに上回るはずです。「はずです」と書かざるを得ないのは、驚くべきことに日本には医療過誤の正確な統計がないからです。

2022年の交通事故の死亡者数は2610人で、毎日平均して7人あまりの方が亡くなられています。これに対して医療過誤による死亡者数は、少なくともこの30倍近くに達していると考えられ、年間で約8万人、毎日平均約200～300人の方が医者に殺されているはずです。

というのは、アメリカでは年間約25万人が医療過誤によって死亡しているという報告があるからです。とすれば、日本は人口がアメリカの約3分の1ですから、医療レベルが同じと仮定すれば、単純に計算しても死亡者数は少なくとも約8万人ということになるのです。

アメリカでは、医療過誤への批判が高まり、それを受けて各機関が統計を取るようになりました。その結果、1999年に米国医学研究所（IOM）は、年間で最大9万8000人が医療過誤で死亡していると発表しました。しかし、これは報告例を基にしており、実態と大きく異なっていました。2008年に米保健福祉省（HHS）が発表したところでは、メディケア（高齢者向け医療保険）の患者だけで約18万人でした。

そして、２０１７年、もっとも権威ある医学部を持つジョンズホプキンス大学の研究チームが、少なくとも25万１４５４人が医療過誤で死亡していると発表したのです。これには、自宅や老人ホームで死亡した症例は含まれないので、実数はさらに上回ると推測されます。

そして、この数字はなんと、死亡者数第１位の心疾患と第２位のがんに続いて、第３位の死因なのです。


日本でも、２００１年度より厚生労働省が全国の病院から医療事故の情報を収集するようになりました。現在、日本で医療過誤の統計を公表しているのは、日本医療機能評価機構（２００５年から公表）と日本医療安全調査機構（医療事故調査・支援センター、２０１５年10月から公表）の二つです。しかし、両者とも医療機関からの報告を基にしており、とくに後者は「医者のため」のものなので「患者のため」のものではなく、「予期せぬ死亡例」だけの報告となっていて、その数字はほとんど意味を持ちません。


ちなみに、２０２２年12月の１カ月間に医療事故調査・支援センターに報告された医療事故は30件。２０１５年10月の医療事故調査制度発足からの累計で２５４８件となっています。

これを年間推移で見ると、２０１６年が４０６件、２０１７年が３７０件、２０１８年が３７７

件、2019年が373件、2020年が324件、2021年が317件、2022年が300件と、年間で約300件平均となります。

このあまりの数の少なさに、驚く方は多いと思いますが、その分、多くの医療過誤は「闇から闇へ」葬られているのです。つまり、患者側はまったく知らされないか、不審に思っても相手にされていないのです。これをなぜ、メディアが問題にしないのか、私は理解に苦しみます。

56　医者と患者は「嫁姑関係」、闘いは「異種格闘技」

私の息子が医療過誤にあったことで悟ったことがあります。医者と患者は「嫁姑関係」と同じで、利害は永遠に一致しないということです。そして、医者との闘いは、「異種格闘技」ということです。双方にとって〝真実〟が違うのですから、当然、こうなります。

息子は、大学生だった2006年3月半ば、左腕や両足の痺《しび》れを家内や私にたびたび訴えてきました。当時、彼は体育会のアメフト部に入っていたので、「練習の疲れでも溜まっているのだろう」と、私はあまり気にしませんでした。

ところが2カ月後、夜中に突然起きて、強い痺れと痛みを訴えたのです。家内は懸命に息子の足をさすりながら、明け方を待ちました。そうして、私がもっとも信頼している脳外科医が海外出張中だったため、仕方なく私の母校の大学病院に息子を連れて行ったのです。

最初の診断は、「多発性硬化症《たはつせいこうかしょう》も考えられる」でした。しかし、翌日取り消され「脳血管障害を疑う」に変更されました。21歳で脳に血管炎を起こしているというのは、非常に珍しいということでした。

そのため、神経内科の教授の指示で、息子は脳血管造影検査を受ました。この脳血管造影検査が徒《あだ》になりました。症状が起こっている緊急事態のときに、そこまでの検査は不要だったのです。その後、友人である専門医何人かに事情を話すと、みな「その造影検査は、息子さんが珍しい症状なので、単に興味のためやったとしか思えない」と言ったのです。

検査後、息子の容体は急変しました。家内からの知らせで病院に駆けつけると、ＩＣＵ内で息子はまるっきり別人になっていました。しゃべることができず、右半身は完全に麻痺していました。検査中に脳梗塞の発作を起こし、動けなくなったのです。その後、私は息子を別の病院に移し、リハビリ治療をさせましたが、いまも体の一部に後遺症が残っています。

私は即座にカルテなどの証拠保全を申請し、1年後には刑事告訴に踏み切りました。しかし、これは受理されませんでした。仕方なく民事に切り替え、その後、東京地裁、東京高裁と2度の裁判を闘いました。そうして約4年後、２０１０年7月15日に出た東京高裁の判決は「請求棄却」でした。

その理由は省きますが、要するに、裁判官は、医療行為の是非を判定する能力はまったくないのです。法律は知っていても医学は知りません。そのため、被告側の医者の論理を鵜呑みにしてしまいます。さらに、将来自分が病気になったときは医者の助けが必要なので、医者側に立つのです。

私の知人に作家の門田隆将氏がいます。彼の著書『裁判官が日本を滅ぼす』（新潮社、２００３年）では、日本の裁判官は、なにごとも「前例相場主義」「権威の序列化」で決めるとしていますが、まさにその通りです。

よく弁護士、それも医療裁判専門の弁護士のなかで、医者と患者はもっと話し合いを持つべきと言う人間がいますが、そんなことはただのキレイゴトです。医者も裁判官もじつは同じサークルで、患者のことなどわかろうとしません。

また、医者は反省などまったくないのです。面倒な患者に文句をつけられたぐらいにしか思っていないのです。これは、私も医者ですのでよくわかります。

しかし、医療過誤被害者の家族側になって、初めて本当に患者側の気持ちがわかりました。医者と患者は永遠に交わらないのです。

57　示談がほとんど。しかし過誤が明らかなら告訴を！

現在、医療過誤の民事訴訟は年間８００件ほど行われています。しかし、その数は年々減っています。医療関係訴訟事件の総数のピークは２００６年で、その後は減り続けているのです。高齢化社会が進んで、高齢者が人口の３割になろうというのに、この流れにまったく逆行しています。

つまり、医療過誤訴訟が減っただけで、医療過誤そのものが減ったわけではないのです。

ではなぜ、訴訟が減ったのでしょうか？

それは、「訴訟前和解」（＝示談）になるケースが圧倒的に多いからです。病院側のミスが明らかな場合は、ほとんどこれで解決です。訴訟前に、患者側の弁護士が病院側の弁護士と話し合い、病院側がミスを認めれば解決金が提示されます。そうして、「口外禁止」の条件が出され、なかったことになります。

もちろん、患者側が納得いかなければ、民事裁判になります。この際も、途中で示談になるケースが多く、判決まで行った場合は8割がた患者側が敗訴します。判決まで行くのは、過去事例に照らしてミスと認定できないケースです。民事は、ずばり言えば賠償金がゴールです。真実を明らかにしても負けることがあるのです。

医療過誤の犠牲者となる患者は、当然ですが、なんらかの疾患であって病院で医療を受けているわけです。ですから、過誤があろうとなかろうと結果が同じなら、過誤の追及はできません。医療裁判では、過誤と結果との因果関係の立証責任は原告側にあるからです。

患者側が望むのは、たとえば死亡事例なら、①真実、②謝罪、③賠償金ですが、勝訴しても叶うのは③だけのことが多いのです。それでも、疑問があったら、とことん闘うべきです。

というのは、病院側は負けたとしても痛くも痒《かゆ》くもないからです。患者側が病院を問いただしただけで、病院側の弁護士がおカネを包んで持って来たなんていう例もあります。おカネで片がつくなら、あとは保険会社がやってくれます。大病院なら病床数に応じた保険に加入しています。町の開業医もまた、個人で保険に入っています。ですので、あとは医療過誤が世間に知られなければいいのです。

しかし、医療過誤で本当に責任を追及したいなら、民事より刑事です。刑事なら相手に刑事罰が科せられます。そうして真実が明らかになれば、世間に知られることで、医者の意識向上、医療機関の改善につながります。

ところが、刑事裁判は民事以上に難しいのが現実です。現在、患者側の勝訴の確率はほとんどありません。医者が業務上過失致死罪には問われることはほぼないからです。

業務上過失致死罪は刑法２１１条１項前段で規定されていますが、よほど悪質でない限り刑事裁判になった例はありません。また、そうなったとしても、罰金刑か執行猶予が言い渡されて終わりです。

２００４年12月、福島県立医科大学で起こった、有名な医療過誤事件があります。この事件では、女性（29歳）が帝王切開で出産した後、癒着した胎盤を子宮からはがす処置中に大量出血して亡くなっています。明らかに医師のミスで、外部の専門家による県の事故調査委員会は執刀医のミスを認める報告書を出しました。

そのため、福島県警は、2006年2月に医師を逮捕し、検察は医師を起訴しました。ところが、福島地裁は無罪判決を言い渡し、検察は控訴を断念したのです。誰が見ても、ありえない判決でした。この判決が、その後の医療過誤事件に与えた影響は大きく、以後、訴訟数は減ったのです。どんなミスをしても、医者は責任を問われないことになったからです。しかし、裁判官によっては、真実を究明する姿勢を持った方もまだいます。

いずれにしても、患者側が医者と闘う手段は、裁判だけなので、納得がいかなければ、やはり裁判に訴えるほかありません。

58 どうやって病院と闘うか？ 弁護士選びと訴訟の進め方

不幸にして医療過誤にあってしまったら、覚悟を決めて医者と闘わなければなりません。その際、もっとも大切なことは、こちらも医学知見なしでは闘えないということです。つまり、裁判の原告になるなら、ご自身でも医学を学ばなければ勝てません。

最初にするのは、あらゆるツテを頼って、医療裁判を専門にする弁護士（医弁）を選ぶことです。この弁護士選びで、成否の半分が決まります。現在、東京には200人ほどの〝医弁〟がいるとされますが、それぞれタイプが違います。

誰の弁護でもやる弁護士、おカネにならない弁護しかやらない弁護士、どんな手を使っても勝とうとする弁護士――などですが、弁護士の使命を考えたら「誰の弁護でもやる弁護士」が最適です。そういう医弁なら、「引き受けます」と言った場合は、勝ち目（民事なら示談を含めて賠償金を勝ち取れること）があるからです。

ただ、この世界は狭いので、病院側の弁護士とツーカーだとひどい目にあいます。つまり、自身でも医学的な知見を身につけなければならないのです。

ところで、医療過誤（医療ミス）にはどんなミスがあるでしょうか？　大別すると、①診断ミス、②検査ミス、③手術の失敗、④全身管理の不全、⑤投薬量・点滴などの間違い、⑥クスリの副作用、⑦看護ミス――の七つです。しかし、もっと単純化すると、次の三つになります。

①医者の過失による医療ミス
②看護師の過失による医療ミス
③それ以外の医療ミス（医者と看護師の複合的なミス）

この三つのミスには、それぞれに必ずミスを犯した人間がいます。つまり、訴える場合、このミスを犯した人間を特定しなければなりません。

そのため、即座に弁護士を通して、証拠保全を行います。カルテや検査データ、看護日誌などを病院側から提出してもらいます。ここで、医学的な知見がないと、データが改竄《かいざん》されていたりした場合、判断がつかなくなります。

そのため、第三者の医療関係者（主に専門医）にセカンドオピニオン、サード・オピニオンを求めます。その結果、ミスを確定でき、それと障害や死亡との因果関係が証明できると踏んだら病院側との交渉に入ります。

ここで、病院側が自らの過誤と判断した場合は、訴訟前解決（示談）になります。賠償額が提示され、それで折り合えるかどうかを決めなければなりません。

しかし、病院側があくまで過誤を認めない場合は、裁判になります。裁判では、原告は弁護士と「二人三脚」で闘わねばなりません。たまに「弁護士に丸投げ」してしまう原告がいますが、これだと勝敗は運任せです。法廷ワークがうまく、医学的知見も高く、クライアント思いなどという弁護士はほとんどいないのです。

弁護士のなかには、丸投げを歓迎する弁護士がいて、こういう弁護士は「あなたは素人なのだから、すべて任せてくれればいい」と言います。これは親切で言っているのではなく、手抜きができるから言っていると思うべきです。

裁判官は医学知見などほとんどありません。証人や提出された意見書などが、権威ある医者や教授であるほど信用して、示談を進めてきます。判決を嫌がります。判決までいった場合、たいてい病院側が勝ちます。なぜなら、医者は必ずウソをつくからです。このウソを崩せるかどうかが勝敗の分かれ目です。

59　医者は平気でウソをつく。間違いは絶対認めない

私が息子の医療過誤裁判を闘って、もっともカッとなったのは、訴えた母校の医者が平気でウソをついたことです。

息子が障害を負ったのは、脳に血管炎を起こしているという疑いから脳血管造影検査を行ったからです。担当の神経内科の教授は、息子の症状が珍しいので、その記録を残すためにこの検査を指示したのです。

ところが、検査中に息子は脳梗塞を起こし、右半身が完全に麻痺したうえ、しゃべれなくなってしまいました。したがって、裁判は、この検査が必要だったかどうかが一つの争点になりました。

私は、長年、医療裁判を見てきた経験から、裁判だけではダメだと、テレビや新聞、週刊誌などのメディアに話を持ち込みました。医者が医者を訴える、しかも自分の母校ということで、ＴＢＳは私のインタビューを流してくれ、『週刊文春』『夕刊フジ』は記事でかなり大きく取り上げてくれ

ました。

その記事のなかに、母校の医者のコメントが載っていました。

「脳血管造影検査を依頼してきたのは当の富家医師本人です」

まさか！　私も卒業生であり、先輩です。それなのに、こんなウソを言えるものかと、頭に血が上りました。

しかし、家内は冷静でした。女性というのは、こういうところがあります。「そんなの当たり前でしょう。死刑囚でもウソをつくんだから当然でしょう」と言うのです。それで、過去の裁判での見聞を思い出しました。


一つは、切迫流産の処置ミスで妊婦が死亡したという事件です。このときは、被告側の証人に、その過誤事件が起こったときに出勤していない看護師が出てきたのです。しかし、遺族が、「看護師さんの髪型が違う。この方はいませんでした」と言ったので、ウソがばれました。暴力団でもこんなことはしません。

もう一つは、医療過誤裁判ではないのですが、ある保険金詐欺の裁判で、東大出の開業医が証人として呼ばれました。そして、被害者の診察を8回行ったと証言したのです。ところが、被害者はその間、海外に行っていたことが出入国カードで判明していたのです。それで、裁判長が「海外に行っている人間をどうやって診察されたのですか」と問いただしたのですが、彼は「いや、診察しました、しました」の一点張りでした。

普通なら、「すみません。勘違いしました」と言うはずなに、この医者は言わないのです。しかも、この日は診察を休んで裁判に来たので、裁判後、事務官に「今日の日当を出してくれ」と言ったのです。

驚いた事務官が、「今日、あなたがいらしたのは本件とは直接関係はないのですが、あなたのやっていることは詐欺に当たりますよ。してもいない診察を架空請求しているわけですから」と言うと、押し黙ってしまいました。

医者というのは、このように絶対に間違いを認めません。これは、偏差値の高いエリートの特徴と言えます。なにしろ、国家試験に受かった時点から、誰からも「先生、先生」と言われてきているのです。間違いを認めない、ウソをつくという点で、これはエリート官僚と同じです。

最近の国会での参考人答弁を見れば、このことはよくわかると思います。ですので、医療過誤を疑ったら、医者側は絶対に間違いを認めないと覚悟してかからなければなりません。

60　死因を疑ったら病理解剖でなく司法解剖を求めよ！

人の死は死亡診断書をもって確定します。死亡診断書を書くのは医師です。しかし、その死亡診断書の死因が納得できないものだったとしたらどうでしょうか？

医療過誤による死亡事例では、遺族は医者が言う死因を疑い、死亡診断書の記述が虚偽だと証明する必要に迫られます。

たとえば、ごく簡素化して例を示してみますと、前立腺がんで入院していた患者が手術後、突然亡くなってしまった場合、医者は合併症などの病名を「直接死因」とし、直接死因につながる「原死因」を記載します。この場合の原死因は前立腺がんですが、この患者のがんは初期のもので手術も簡単、合併症を起こすようなものではなかったのです。つまり、本当は執刀した外科医の腕が悪かった「手術ミス」なのです。

手術前、医師は「まったく心配なされることはありません。3時間ほどで終わります」と言っていました。ところが、10時間以上もかかり、その後、患者はICUに入り4日後に亡くなったのです。

こうした場合、遺族が即しなければいけないのは、死因に異議を申し立て、「司法解剖」を求めることです。

解剖には、大別して次の3種類があります。

①正常解剖（系統解剖）
②病理解剖

③司法解剖（法医解剖）

①は、医学部の学生や研究者が行うもので、人体の構造を調べるための解剖、②は死後に病変を調べるための解剖で一般的に病院で行われている解剖、③は主に犯罪性の有無を検証するために行われる解剖です。

遺族が死因に疑問を抱いたとき、病院は病理解剖を勧めてきます。また、大学病院では患者が死んだときは必ず病理解剖が行われます。これは、大学病院が診療行為とともに医療研究を行うという使命があるからですが、この病理解剖は「身内の解剖」なので、信用できません。病院というのは、多くの場合、院長、部長から、臨床医、研修医に至るまで同じ大学出身者で占められた「タテ社会」です。つまり、ここに解明を委ねたら、その結果は明らかです。そこで警察に届け出て、司法解剖をしてもらうべきなのです。

これをしておかないで、病理解剖による死亡診断書をもらって荼毘《だび》に付してしまうと、あとから訴訟を起こすことは困難になります。本当の死因がわからなくなるので、どの段階でどのような過誤があったのかを証明できなくなってしまうからです。ただし、司法解剖をするのは、裁判所の許可が必要です。

私は医療過誤事件の被害者の会などで、このことを常に訴えています。すると、警察の方から「先生、そんなことは言わないでください。司法解剖が増えると、警察は手が回らなくなります」と言われました。

現在、日本には医学部のある大学が82校ありますが、解剖医は150人ぐらいしかいません。刑事調査官（検死官）は200人ほどです。これで年間約17万体の変死を検証しているのですが、司法解剖までいくのはだいたい8000体とのことです。それでも、どうしても司法解剖まで持っていかなければいけません。

現在、毎年、約130万人が亡くなっています。つまり、130万枚の死亡診断書が書かれているわけですが、そのうち「老衰」と書かれるのは6～7％に過ぎません。

それ以外は「直接死因」と「原死因」が書かれているわけですが、その10分の1は適当か、虚偽の可能性があります。

61　なぜ医者だけが刑事責任を問われないのか？

これまで、数多くの医療過誤事件を見てきて、つくづく思うのは、「なぜ医者だけが刑事責任を問われないのか？」ということです。

世の中で事故が起こるのは仕方ないとしても、ほかの事故（交通事故など）に比べ、なぜ、医者だけが責任追及を免れるのでしょうか。もちろん、偶発的な医療事故は起こります。しかし、そのような事故だろうとミスだろうと、医者や病院はほぼ必ず隠蔽・改竄に走ります。ましてや、この世界では、謝罪を聞くことはほとんどありません。モリカケ事件、日大アメフト事件と構造はまったく同じです。

近年、大きな問題になった群馬大学附属病院の医療過誤事件では、肝臓がんのような難易度の高い手術を、未熟な医師が腹腔鏡で行っていました。つまりこれは医療過誤事件というより、人体を実験台にして自分の腕を試した〝犯罪〟です。

交通事故にたとえるなら、運転免許証は持っていても、運転できない運転手によって引き起こされた死亡事故ですから、「業務上過失致死罪」に当たります。

しかし、医者はこの罪にほとんど問われません。

たとえば、２０１７年に警察に届けられた医療過誤事件46件のうち、業務上過失致死傷等事件として送致されたのは、たった2件に過ぎないのです。しかも届け出数そのものが年々減少していいます。これは、届け出ても警察が事件化しなくなったことが大きく影響しています。

警察というのは、明らかに罪に問えなければ事件化しません。警察官は、刑法は知っていますが、医学は知りません。たとえば肋骨が何本あるかも知らないのですから、案件が理解できないケースが多いのです。

私は、医療過誤事件に関しては、真相究明と責任追及は切り離すべきだと考えています。これを一緒に進めるから、医療機関と医者は、たとえ事故に過ぎなかったとしても、それを隠蔽しようとするのです。

また、院内調査などというのは無意味です。調査するなら、必ず第三者機関でなければなりません。したがって、医療過誤を疑ったら、医療機関を信用して院内調査を依頼してはいけません。事実を隠蔽されるうえ、調査費用まで払わされます。やるべきことは、カルテや記録を出させ、それをまったく関係のない第三者である医者に相談すること。そういう知り合いがいないなら、地域にある「医療安全支援センター」（全国380カ所）や「医療過誤原告の会」に相談を持ち込むことです。

ただし、そのようにして民事裁判に持ち込んでも、患者側の勝ち目はありません。通常の民事裁判では、訴えた側が8割がた勝訴するのに、医療過誤の民事裁判は8割がた訴えられた医者側が勝訴するのです。

そこで、私が常々言ってきたのは、外科手術が下手、未熟な医者が手術を行って患者を死亡させた場合は、確実に刑事罰を科せないかということです。「手術下手くそ罪」をつくるのです。そうでないと、遺族は泣き寝入りするだけです。

医者側は民事訴訟を起こされても痛くも痒くもないのです。民事ならミスはうやむやになり、必要な示談金は保険が下りるからです。しかし、刑事事件となるとそうはいきません。だから、覚悟を決め、徹底的に刑事で争うことです。

62　医療過誤にあわないためにすべきこと

すでに述べたように、私の推定では、現在、年間約8万人の方が、なんらかの医療過誤により亡くなられています。全国に約８５００施設ある病院はどこでも、毎日のように医療過誤が発生しているのです。つまり、病院に行けば医療過誤にあうのは、かなり確率が高いことと言わざるを得ません。とくに、入院して外科手術を受けるとなると、その確率はさらに高くなります。

では、どうしたら医療過誤にあわないようにできるでしょうか？

私は、次の六つの自衛策を提唱しています。

①手術を勧められてもすぐに受け入れない

日本人は、医者の言うことを頭から信じがちです。そのため、手術を勧められると、意外に素直に従ってしまいます。しかし、本当に手術が必要かどうかはわかりません。とくに高齢者の場合、手術に耐える体力がなければ、手術は死期を早めるだけです。それまで自覚症状もなくフツーに暮らしてきたのに、がんが発見されたというだけで手術すると、かえって体を壊してしまう例は多いのです。

②病院と医者の情報を徹底して集めること

入院・手術するとなったら、その病院のＨＰをチェックし、外科医のプロフィールはもとより、扱ってきた症例数、手術実績など詳しくチェックするべきです。さらに、知り合いに通院患者や入院患者がいたら話を聞き、他病院にその病院の医者を知る医者がいれば、ツテを探して話を聞いたりすべきです。

③嫌なら医者は取り替える

日本全国には現在、医師が約33・９万人います。ですから、気に入らない医者の診察を受け続ける必要はありません。嫌なら取り替えましょう。その際、「あの先生はいい」「あの病院はいい」という一般の人の評判を過信してはいけません。

④外科医は肩書きより腕で選ぶこと

医療過誤を防ぐのは、医者選びに尽きます。とくに外科医はそうです。決め手は、まず腕がいいか悪いか、器用か不器用かで、次が手術の実績です。

最高学府の医学部卒という学歴、教授という肩書き、学会認定医、学会専門医などの肩書きはまったく意味がありません。とくに学会認定などは、だいたいが自己申告による自動認定に過ぎません。

たとえば、ある学会では会員数が1万1０００人で、そのうちの1万人が認定専門医です。

心臓外科医を例に出すと、専門医と呼ばれる医者が約２３００人いますが、そのうちきちんと手術数をこなしている医者は１００人程度に過ぎません。そういうなかで、実際、「神の手」と称される医者が数人います。天皇陛下（現上皇）の手術を担当した天野篤医師などが、その１人です。そういう外科医は年に１００例以上も手術をしています。

ところが、年に数回しか手術しないのに、大学教授として世の崇敬《すうけい》を受けている医者もいるのです。こういう医者を選んだら、自ら医療過誤にあいにいくようなものです。

⑤病院での治療に不審を感じたり疑念を持ったりしたら、速やかにあらゆる検査データをもらうこと

あらゆる検査データは病院が預かっているだけで、本来、患者に帰属するべき個人情報です。すべてを開示しなければならない義務が、病院や医師にはあります。ですから、ＣＴなどの画像診断をしたら、そのＣＤをもらうことをためらってはいけません。これらのデータはセカンドオピニオンを求める際にも必要です。

⑥説明を受けるたびにメモを取ること

医者は自分がミスを犯したとき、十中八九がウソをつきます。そこで、たとえ不信を抱かなくと

も、メモはなるべく取るべきです。そうして、前に言われたことと矛盾していないか、常に検証するようにしましょう。メモを嫌がる医者は、いい医者ではありません。

Part9　認知症で死ぬということ

歳をとって死を意識するようになると、自分はどうやって死んでいくのだろうか？　と、漠然と考えるようになります。がんや狭心症、糖尿病などにかかれば、死はある程度具体的にイメージできるようになります。

そんななかで、多くの人がもっとも心配しているのが、認知症ではないでしょうか。いわゆる「ボケたらどうしよう？」です。家族や友人知己とこういう会話を交わすようになったら、もう漠然と考えるのをやめ、自分が認知症になったらどうするかを決めておくべきです。

とくに、どこまで終末期医療を行うかは、もっとも大事な点です。認知症の進行とともに身体も衰えます。認知症は老化のスピードを加速させるのです。

認知症も含め、老化を病気ととらえ、治療で克服が可能だと考える傾向が強まっています。実際、その方向で、遺伝子レベルでの研究と医療の開発が進んでいます。

しかし、いまのところ、老化を止めることはできていません。老化を遅らすことはできても、人間の寿命は１２０歳ぐらいが限界と言われています。

63　認知症患者はどう死んでいく？　安楽死は可能か？

65歳以上の認知症患者数は、２０２０年に６００万人を超えました。そして、２０２５年には約７００万人になると推測されています。つまり、高齢者の５人に１人が認知症になるわけで、歳をとるにつれて不安は募るばかりです。

なぜなら、認知症を発症すれば、死期がずっと近づくからです。認知症患者の生存年数は、研究追跡データにバラつきがありますが、発症してから短くて5年、長くて十数年とされています。もちろん、認知症にかからなくとも人は老化して死んでいくわけですが、認知症にかかると死期は早まります。身体機能や免疫機能が衰え、感染症などにかかりやすくなるからです。

認知症患者の死は、食事を摂らなくなることでやって来ます。認知症に限らず、人間の死はほぼすべて「餓死」です。認知症患者でも元気な方は食欲が旺盛です。食欲と健康は一致しています。それが、認知症が進むにつれて、転んで骨折したり、感染症にかかったり、肺炎になったりして、徐々に食欲が衰えて食事を摂らなくなっていくのです。そうして、最期は食事そのものを認識できなくなり、死を迎えます。

「なにもわからなくなって死ぬのだから、認知症ほど本人が幸せな死に方はないでしょう」と言う人がいますが、たしかにその通りかもしれません。

しかし、日本人は真面目で、自分が認知症の初期と診断されると、「今後、家族に迷惑はかけられない」と悩むのです。身内に認知症患者がいて、その末期を知っている人ほど深刻に悩みます。

そのため、最近では「家族に迷惑がかかるようにまでなったら死なせてほしい」という方が増えています。しかし、日本では、「安楽死」は犯罪ですから、終末期の延命治療をやめる「尊厳死」以外に選択肢はありません。

2002年に世界で初めて安楽死を法制化したオランダは、安楽死がもっとも進んでいる国です。認知症が進んで意思表示が困難になった場合は、過去に医師に示した意思で安楽死が可能になっています。これを認める判決が2020年に、オランダ最高裁で出ています。

アメリカでも、いくつかの州（カリフォルニア、コロラド、オレゴン、バーモント、ワシントンなど）で安楽死は合法化されましたが、かなり厳しい条件が課せられています。

たとえば、オレゴン州などは、以下の条件下で、安楽死を認めています。

①患者が治療の難しい病気で、余命6カ月以内であることが、2人の医師によって確認され、医師の署名があること。
②患者に判断能力があること。
③患者は安楽死のためのクスリを2回リクエストする必要がある。2回のリクエストのうち1回は書面で行わなければならず、それには、2人の証人の署名を必要とする。

今後さらに高齢化社会が進んでいくに連れ、認知症患者は増え続けます。はたして、日本でも終末期における安楽死が認められる日が来るのでしょうか。

64 認知症は老化の現れ？　進行は？　認知症を判定する有効な検査とは？

認知症というと「もの忘れ」がすぐにイメージされ、歳をとってもの忘れをするようになると、「認知症では？」と疑う人が多くなります。また、家族も身内の高齢者に「もの忘れ」が頻発すると認知症を疑います。

しかし、認知症と老化によるもの忘れは別と考えたほうがいいのです。それは、加齢によって起こる「もの忘れ」は老化の自然なかたちなのに対して、認知症によって起こる記憶障害は病気の現れだからです。つまり、認知症は病気であり、これは若年性認知症があることでわかります。

歳をとって起こる「もの忘れ」は、加齢とともに脳の細胞が変質してしまったり、細胞が減少して脳が萎縮してしまったりすることで起こるのです。その結果、記憶力や判断力の認知機能が低下します。「もの忘れ」はその現れです。

たとえば、「お昼になにを食べたか思い出せない」「テレビに出ている俳優の名前が思い出せない」「ケイタイをどこに置いたか忘れてしまう」などが、「もの忘れ」です。

これに対して、認知症の記憶障害は、自分がしたことを丸ごと忘れてしまうのです。お昼になにを食べたかではなく、お昼を食べたこと自体を忘れてしまうのです。

認知症には、大まかに分けて、次の4段階があります。この4段階で症状が進行していきます。

①前兆期（軽度認知障害）――「MCI」と呼ばれています。まだ認知症とは呼べない「健常と認知症の中間」にあるグレーゾーン。「もの忘れ」などが見られます。

②初期（軽度）――直前の出来事を忘れてしまったり、勘違いをくり返したりします。単なる「もの忘れ」ではなくなり、見当識障害も見られるようになります。症状が進むと、時間の感覚や、現在の日付や曜日などもわからなくなります。

③中期（中度）――記憶障害が深刻化します。記憶が保てなくなるため、自立した生活が困難になってきます。典型的なのは、食事をしたのに食事をしたこと自体を忘れてしまうこと。見当識障害が進み、徘徊につながることもあります。

④末期（重度）――重度になると認識力が著しく低下し、人を認識できなかったり、言葉が理解できなくなったりします。もはや、コミュニケーションは不可能。失禁や異食、不潔行為なども見られます。介護なしでは生活が困難になります。

認知症は病気です。そして認知症の約6割がアルツハイマー型の認知症です。その原因としてもっとも有力とされるのが、脳内に「アミロイドベータ」（Aβ）などの異常なタンパク質が蓄積し、それが脳の神経細胞の働きを低下させるということです。

したがって、脳内の「Aβ」の蓄積状況を知ることが、認知症予防では大事になります。研究では、アルツハイマー病の多くの患者は、発症の10～25年ほど前から「Aβ」が溜まってくるとされています。

そこで、認知症が心配になった段階で、二つの検査をすることを推奨します。一つは「MCIスクリーニング検査」で、もう一つは「認知症遺伝子APOE検査」です。

MCIスクリーニング検査では、原因物質とされる「Aβ」を排除、またはその毒性を弱める機能を持つ血液中の三つのタンパク質を調べます。費用はだいたい2万5000円です。認知症遺伝子APOE検査は、認知機能低下に関与する重要の遺伝子とされるAPOE遺伝子の型を調べて、認知症の発症リスクを推定します。費用はだいたい2万円です。

この二つの検査をすることで、将来、認知症が発症する可能性があるかどうかがある程度わかります。発症の可能性が高いとなれば、前兆期（軽度認知障害）とされるMCI段階になる前から、発症しないよう、予防を心がけることができます。

65 認知症のクスリはあるが、進行を遅らせる可能性があるだけ

認知症に対する不安を解消し、俗に言う「ボケない」ためにできることはあるのでしょうか？

その答えは、身も蓋もないですが、具体的にはありません。

まず、もっともはっきりしているのは、認知症はいったん発症したら治す方法はないということです。治すためのクスリは研究・開発中ですが、まだできていません。できるかどうかもわかりません。初期症状に効果があるという画期的なクスリ「レカネマブ」は、2023年1月にアメリカでようやく承認され、2023年8月に日本でも厚生労働省が承認しました。このクスリに関しては、次節で詳しく述べますが、効果があるのはあくまで初期までです。中期以降となるとお手上げです。

ただし、進行を遅らせる可能性があるというクスリはすでにあり、初期患者に処方されています。しかし、あくまで「可能性」です。こうした抗認知症薬は、現在、日本で4種類あります。「ドネペジル」(商品名アリセプト)、「ガランタミン」(同レミニール)、「リバスチグミン」(同イクセロンパッチ、リバスタッチパッチ)、「メマンチン」(同メマリー)の4種です。

私が懇意にしている精神科医・吉竹弘行氏は、抗認知症薬に関して、次のように言います。

「いずれも症状を一時的に緩和する効果が〝期待される〟というだけで、進行に個人差がある認知症に本当に〝効果がある〟とは言い切れません。

添付文書には、『認知症の病態そのものの進行を抑制するという成績は得られていない』と記されています。また、『効果が認められない場合は漫然と投与しないこと』とも書かれています。それに、副作用もあります。嘔吐、下痢、めまい、不整脈、せん妄など引き起こすことがあるのです。

ですから、患者には慎重に処方しています」

実際、フランスでは抗認知症薬の処方が取りやめになりました。

「英断だったと思いますね。抗認知症薬の効果は短期的で、たとえば、寿命を伸ばす、ＱＯＬを改善するといった長期の効果はないと判断したわけです。現在、認知症の方は最終的に介護施設に入りますが、クスリによってその時期を遅らせることはできないとわかったのです。フランスの新しい治療指針では、薬物療法に代わって、介護者を中心とした包括的なケアを勧めています。日本でも85歳以上の患者には効果がないという調査研究があります」

となると、はたして自分は歳をとったら認知症になってしまうのかどうか、それを早く知って発症を遅らすことが肝要となります。しかし、そんなことができるのでしょうか？

よく「うちの家系に認知症になった人はいない。だから大丈夫」と言う方がいます。その逆で、「うちは父母ともボケました。だから自分も心配」と言う方もいます。しかし、いまのところ、認知症が遺伝的なものだとする医学的な根拠はありません。一部、例外的な遺伝が報告されていますが、「認知症の家系」などというものはありません。

研究で確認されているのは、糖尿病や脂質異常症などの生活習慣病になると認知症になるリスクは、健常者の2・1倍になると研究で明らかにされています。

そのため、予防法として、「食生活を整える」「適度な運動をする」「飲酒・喫煙を控える」などが言われています。要するに、規則正しい生活習慣とバランスがとれた食生活、適度の運動を若いときから心がけろということです。これは認知症に限らず、どんな病気でも同じです。

しかし、30代、40代、50代と、生活のために頑張らなければならない時期に、先のことを考えてこんなストイックな生活ができるでしょうか？　また、人生は楽しむためにあります。なにを好きんで、将来の認知症予防のために規則正しい生活をしなければならないのでしょうか？

医者の言うことを律儀に守っていても、認知症になる人はなります。生活習慣病もまた同じです。これは、私の経験知です。とはいえ、それができる人はそうすべきでしょう。医学的に正しい生活を送れば、認知症になるリスクはたしかに減るはずです。

これまで私は、多くの高齢の患者と接してきましたが、たしかに生活習慣病や認知症になる方は、若いときに無理している方が多いのです。しかし、そうした生活をしていてもストレスを溜め込んでいない方もいて、そういう人はあまり認知症になりません。

認知症になりやすいのは、生活習慣よりやはり社会生活でしょう。人間は社会的動物とよく言われますが、まさにその通りで、一人暮らしで社会生活から遠ざかるほど、認知症になりやすいと言えます。

つまり、リタイアしても新しい仕事をする、地域活動をする、趣味活動をするなど、けっして引きこもってはいけません。

66　最新の認知症薬は効くのか？　認知症医療を変える「レカネマブ」とは？

前節で述べたように、現在ある抗認知症薬は、いずれも　発症前段階、すなわち「ＭＣＩ」と呼ばれる「前兆期」（軽度認知障害）に服用し、進行を遅らせることを期待したものです。

そんななかで、もっとも効果があるとされて登場したのが、２０２３年8月に日本でも承認された「レカネマブ」です。すでに、アメリカではＦＤＡ（米国食品医薬品局）によって承認され、実際に使用されています。レカネマブは、アメリカのバイオジェントと日本のエーザイが共同開発した新薬とあって、メディアでも大きく取り上げられ、「認知症治療を変える」と期待を集めました。

認知症の約6割がアルツハイマー型の認知症です。その原因としてもっとも有力とされるのが、脳内に「アミロイドベータ」（Ａβ）などの異常なタンパク質が蓄積し、それが脳の神経細胞の働きを低下させるということです。

「レカネマブ」は、抗体の働きで脳内に蓄積された「Ａβ」に結合して、それを減らすのです。とくに、蓄積された「Aβ」がかたまりになる前段階の「プロトフィブリル」と言われる段階で、これを除去することに成功しました。

認知症になる前段階でその原因となる物質を除去してしまうのですから、新薬としては画期的なものです。

ただし、レカネマブは、認知症が中度以上に進行した人には、効果が確認されていません。また、軽度認知症であっても、「Aβ」の蓄積が認められない人には効果がないとされました。

これまでに伝えられた情報によると、治験は日本を含めたアジア、北米、欧州各地の235施設で行われました。「第三相臨床試験」(最終治験)では、脳内に「Aβ」の蓄積が確認されたMCIと初期患者の1795人を対象に、レカネマブを投与するグループと偽薬(プラセボ)を投与するグループに分けて治療効果が検証されました。

その結果、2週間に1回投与をくり返し、18カ月後の認知機能の変化を比べたところ、レカネマブを投与したグループはプラセボのグループに比べて27%、症状の悪化を抑制できたのです。

27%はたいした数値ではありません。しかし、それでも27%が進行を「抑制できた」というのは画期的なことです。このようなことから、認知症の進行をさらに防げるクスリが、将来、開発できる可能性が見えてきたからです。

レカネマブが開発されたことで再認識されたのが、認知症は早期発見が大事だということです。過去の臨床試験からわかっているのは、アルツハイマー型認知症は神経細胞の死滅が進んでから「Aβ」を除くクスリを投与するのでは遅く、一刻も早く投与したほうがいいということです。レカネマブは、そのことを裏づけたわけです。

しかし、画期的とは言い切れない問題がいくつかあります。それは、MCIと初期の患者が対象であること。投与に当たっては､脳内に「Aβ」が蓄積されているか確認する必要があることです。さらに、治療方法は、アメリカでの状況を見ると、2週間に1回の点滴投与で、その費用は年間で2万6500ドル（約385万円）かかります。

本稿執筆時点（2023年10月）では、日本でどの程度の価格になるかはわかりません。ただ、アメリカ同様に高額になるのは間違いないでしょう。ただし、高額療養費制度があるため、患者の自己負担は、70歳以上の一般所得層（年収約156万～370万円）の場合は、1年14万4000円が上限となります。

67　ある意味で「認知症」より怖い「老人性うつ」

認知症患者の増加とともに、「老人性うつ」の患者数も増えています。現在、患者数は約28万人

（潜在的には50万人以上）とされていますが、老人性うつはある意味で、認知症よりも怖い病気です。かかったまま一生を終えるのは悲劇中の悲劇と言えます。また、老人性うつが自殺を招きやすいことも怖い点です。

近年、老人性うつは、かなり認知されるようになりましたが、認知症とどう違うのか、わかっていない方も多いと思います。どちらも似たように思われるかもしれませんが、両者は別物のです。

ただ、精神科は私の専門外なので、前出の吉竹弘行氏に、以下、解説してもらいます。

「誤解されている方が多いと思いますが、老人性うつと認知症は、まったく違う病気です、ただし、症状に似通った点があるので、誤解を生んでいます。

私のところにも、ご家族が認知症だと思って診察に連れてこられた方が、よく診ると老人性うつだったということがかなりあります。

ひと言でいってしまえば、老人性うつは精神疾患なので、適切な治療を行えば、完治は難しいのですが寛解にはもっていけます。しかし、認知症は、進行を遅らすことはできても治せません。

私は、認知症は〝心の老化〟ととらえています。〝心〟と言うと語弊がありますが、体が老化するのと同じく精神も老化するわけで、認知症は、ヒトの脳の老化のプロセスが極度に加速した状態と考えられます。最近は老化も病気と考えるようなっていますが、それを止めることはできていません。

問題は、うつ病の方全般に言えることですが、うつ病にかかっていると気がつかず、未治療のまま過ごしている方が多いことです。また、家族や周囲が気づいても、認知症と間違えるケースが多いことです」

「たとえば、仕事を退職して数年、趣味の旅行やスポーツを楽しんでいた70歳台前半の男性ですが、ある日を境に急に元気がなくなり、口数も少なくなり、食事もあまり摂らなくなりました。それで、内科を受診したがどこも悪いところがない。本人も『何でもない』と言うばかり。しかし、心配して奥さんが連れてこられました。

そこで、問診すると、徐々に話し出し、『なんでいつもボーッとしているのですか？』と聞くと、『昔、仕事で悪いことをしたことを思い出している』と言うのです。これは、典型的な〝罪業妄想《ざいぎょうもうそう》〟です。『外に出ると警察につかまる』とも言い出すのです。

妄想は、認知症にも見られる症状ですが、妄想のパターンが老人性うつとは違います。うつの症状が昂《こう》じると、食欲不振に加え、頭痛、やめまい、吐き気、耳鳴り、しびれなどの身体的な不調を生じます。老人性うつは悪化すると、すべてが億劫になり、トイレに行かず失禁してしまったり、最悪の場合は自殺に至るケースもあります」

「老人性うつになった方を調べた研究報告によると、発症要因は環境の影響が大きいとされています。親友が亡くなった、配偶者に先立たれた、引っ越した、夫婦関係がなくなったなどです。もちろん、単に、老化に伴う精神的・肉体的な衰えを自覚して落ち込むという心理的要因もあります。

よく認知症と、老化によるもの忘れは違うと言いますが、老人性うつの場合は、もの忘れは起こりますが、認知症のような記憶障害はありません。ただ、なにか聞かれても『わからない』と言うことが多く、もの忘れに気がついたときは、大きく落ち込みます」

「老人性うつの治療には、一般的なうつ病と同じように、抗うつ剤などを使用するのが基本です。ただし、抗うつ剤の使い方には細心の注意をしています。高齢者は持病を持った方が多いので、クスリによっては、血圧が上がる、尿が出にくくなるなどの副作用があるからです。

環境の変化で老人性うつになる方は多いのですが、脳内でなにが起こっているのか、直接的な原因についてはわかっていません。私が診てきた限り、老人性うつの患者は責任感が強い方が多いと思います。だから子供さんや奥さんの世話になるのを極端に嫌い、なんでもやろうとしてかえって症状を悪化させてしまいます。

心理的要因によるうつの場合、原因と推測されるストレス、人間関係の変化などを取り除くことで改善しますが、食欲がない、眠れない、腰痛がとれないといった身体的症状を伴ううつの場合、原因らしきものがあっても、なかなか好転しません。

よって薬物治療をするわけですが、たとえばＳＳＲＩ（抗うつ剤、選択的セロトニン再取り込み阻害薬）を処方して、2週間で快方に向かったが方もいました。ただ、クスリがうまく合わないと、1年以上かかることもあります。

正直、人それぞれなので、飲んでみないと効果がわかりません。ただ、半分以上の方は薬物治療によって寛解に向かいます。この点が、認知症とは違います」

「うつ病はセロトニン（脳内物質）と関係が深いとされています。太陽光を浴びるとセロトニンの分泌が促されるので、屋外の散歩、軽い体操などで適度に体を動かすことを勧めています。普通の人間でもなにもしないと、落ち込みます。また、老人性うつの方の場合、そのまま認知症になったりするケースもあります。それと食事。偏食はいけませんね。栄養バランスのいい食事を心がけるべきです」

68　人はなぜ老化するのか？　長寿には限界がある

元気で長生きしたい。これは誰もが願うことなので、これまで世界中で長寿の研究が行われてきました。「人はなぜ老いるのか？」「人はなぜ死ぬのか？」に、科学的な答えが見つかれば、老化（エイジング）を防ぐことができるはずです。

しかし、いまのところ、決め手となる答えは見つかっていません。ただし、老化の原因についての研究は進み、老化のプロセスも解明されてきています。この研究が進めば、昔からの人間の願いである「不老不死」とまではいかなくとも、いま以上に寿命を延ばすことは可能と思われます。

老化研究の一般的なアプローチは、二つあります。一つは、実際の長寿者（１００歳を超える「百寿者」＝センテナリアン）に着目する方法で、もう一つは生命の基本単位である細胞に着目する方法の二つです。

二つ目の細胞に着目した研究は、大別すると、現在、二つの説があります。

一つは、ストレスや紫外線などの環境要因によって、細胞内に有害物質が発生し、機能低下が進んで老いるというもの。たとえば、一般にもよく知られている活性酸素によって身体がダメージを受け、老化が発生するという「フリーラジカル説」が、これに当たります。

もう一つは、遺伝子によって老化や寿命が、あらかじめ規定されているとする説です。この説の主流である「プログラム説」では、それぞれの細胞には分裂できる限界がはじめから決められていて、その回数を超えて分裂できないとしています。細胞分裂が止まることは、すなわち死です。ではなぜ、細胞分裂が止まってしまうのでしょうか？

それは、テロメアが短くなるからです。

テロメアとは、染色体の末端を保護する部分で、細胞が分裂するたびに、テロメアにあるヌクレオチド（ＤＮＡの構成要素）が50~１００個失われ、テロメアは短くなっていきます。そうして、もうこれ以上短くなれないというところまでくると細胞は分裂を止めるというのです。

近年は、遺伝子レベルでの研究が進んでいますが、老化においては、遺伝子に最初から老化を促進させたり抑制させたりするものがあるということがわかってきました。いわゆる、「長寿遺伝子」が発見され、それによって長寿のメカニズムが解明されてきたのです。

長寿遺伝子研究の先駆者は、マサチューセッツ工科大学教授のレオナルド・ガレンテ氏を中心したグループです。このグループが、２０００年に「サーチュイン」という遺伝子が活発に働くと寿命が延びるという報告を発表してから、世界の老化研究の潮目が大きく変わりました。日本でも日本抗加齢医学会ができ、最初は20人から出発した会員数は今日までに1万人近くになりました。

サーチュインとは、カロリー制限によって活性化されるタンパク質のことです。サーチュイン遺伝子が活性化すると、傷ついたＤＮＡが修復されて元気な細胞を維持できるとされます。つまり、サーチュイン遺伝子を常に活発化させておけば、老化は進まないというのです。

そこで、どうやったらサーチュイン遺伝子を活性化できるのかという研究の結果わかったのは、カロリーを制限する、空腹を続けるということでした。常にお腹をすかしていたほうが長生きできるのです。このことは、次節（最終節）で、詳しく説明します。

とはいえ、サーチュイン遺伝子をいくら活発化しても、身体に悪いもの（たとえば発がん物質など）を食べていたら健康を損なう可能性が高いので、遺伝子の操作だけは長寿は達成できません。

長寿の最新研究で画期的なのは、スタンフォード大学の研究チームが解明した老化のスピードです。血漿タンパク質を分析したところ、老化は一定のペースで継続的に進行するのではないことがわかったのです。

老化は一定のペースで継続的に進行するのではなく、34歳の青年期、60歳の壮年期、78歳の老年期という三つのポイントで急激に進むというのです。つまり、34歳、60歳、78歳に壁があるわけで、これを乗り越えるたびに、寿命は伸びると考えていいようです。

ギネス認定の人類の最長寿者はジャンヌ・カルマンさんというフランス人女性で、122歳まで生きました。また、日本人では泉重千代さんが120歳まで生きたとされています（現在は否定され105歳説が主流）。

このようなことから、120歳前後が人間の寿命の限界と言われていますが、この先、130歳、140歳の長寿者が出現する可能性はあるのでしょうか？

現在の長寿研究が積み重なれば、その可能性はないとは言えません。

69 「長寿遺伝子」を探す旅。腹八分は本当だった！

現在、多くの研究者が、長寿遺伝子を探して、その研究を続けています。

アメリカでは、「アルコン・ジェノミックス」という。105歳以上の100人についてすべての遺伝情報をくまなく調べる調査が行われています。また、日本でも国立循環器病研究センター、国立遺伝学研究所、東京大学、京都大学などが、長寿遺伝子の作用解明の研究を行っています。

前節で、サーチュイン遺伝子について述べましたが、サーチュイン遺伝子は1種類だけではなく、多ければ50種類以上はあるのではと言われています。ヒトを含む哺乳類では、現在、7種類が見つかっておりSIRT1～7と命名されています。

サーチュイン遺伝子は、普段は眠っていてあまり働いていませんが、なんらかのかたちでスイッチを入れる（活性化する）と、老化のスピードがスローダウンするところまでは確認されています。

「不老不死」を願った秦の始皇帝は、「海中の三神山に不死のクスリがある」と進言した臣下の徐福に、不老不死のクスリを探しに行かせたと言われています。徐福の日本到着の伝説は、たとえば和歌山県など全国各地に残っています。この徐福の旅は、現代の長寿遺伝子探しの旅と同じです。

サーチュイン遺伝子探しの口火を切ったマサチューセッツ工科大学のレオナルド・ガレンテ教授は、この遺伝子を酵母菌のなかから発見したのです。教授は、サーチュイン遺伝子を取り除くと、酵母が早死し、逆に増やすと長生きすることを解明したのです。

サーチュイン遺伝子には、次の三つの特徴があります。

①暖かい環境では活動しない
②取り除くと早く死に、増やすと長生きする
③活性化しないと効果がない。

つまり、寿命を延ばすためには、③の活性化がどうしても必要になります。

では、どうやったら活性化のためのスイッチを入れられるのでしょうか？

実証実験によると、それは空腹です。

すでに述べましたが、サーチュイン遺伝子は飢餓状態になると目覚め、細胞中のミトコンドリアを活性化させてエネルギー効率を高め、活性酸素の害を防ぐのです。

また、赤ワインに含まれるポリフェノールの一種「レスベラトロール」も、スイッチとして働くこともわかりました。これは、ハーバード大学のデービッド・シンクレア准教授が発見したもので、カロリー制限をしていないマウスにレスベラトロールを投与したところ、サーチュイン遺伝子が活性化され、寿命が延びたというのです。

サーチュイン遺伝子は、動物の長い飢餓の歴史のなかで、飢餓対策として生まれたものと考えられています。百寿者（センテナリアン）の調査では、彼らが若いころから小食で、サーチュイン遺伝子の働きが活発だったことがわかっています。

私は、60歳からの健康法として「6、8、10のルール」を提唱しています。6は運動、8は腹、10は睡眠で、「運動六分」「腹八分」「睡眠十分」が、健康の基本というものです。このうち、「腹八分」は昔から言われていたことですから、人類は経験上、食べ過ぎが寿命を縮めることを知っていたのかもしれません。

おわりに

自分がどうやって死んでいくのか？　それをイメージできない人が多くなっています。現代は65歳以上の高齢者でも元気に暮らしている人が多いので、ご自身も家族も死に関する話など縁起でもないので、ほとんどしません。しかし、そうしていると、ある日突然、病気になったときに、うまく対処できなくなります。

現代の日本人の死に方は、医療側から見ると、次の3段階になっています。

まず、突然死以外、ほとんどの方が、なんらかの病気を患って病院に行くことになります。そして入院となると、入るのは「一般病床」（急性期病床）です。これが第1段階です。ここでは病気によって、がんならがんの、心臓疾患なら心臓疾患の手術を含めた治療が行われます。

その結果、回復すれば退院して自宅に戻れますが、回復が遅いかあるいは長期療養と判断された場合は、「療養病床」を持つ病院か「療養型病院」に移ります。これが第2段階です。

超高齢化社会になり、長期療養患者を受け入れる病院が数多くできました。２００６年の医療制度の改正により、介護保険では介護療養病床を廃止することが決まり、現在では療養病床と一般病床のみになりました。

「一般病床と療養病床はどう違うのですか?」とよく聞かれますが、一般病床で扱うのは急患で徹底した治療が必要な患者で、この治療が終わって症状が慢性期に入ると、療養病床に移るというわけです。

療養病床には、治癒が困難な状態が長期間にわたるとされる患者が入ります。つまり、寝たきりの患者が多いのです。

つまり、ここで、多くの人は死を意識せざるをえなくなります。ご家族も、ここまできたらその準備に入ることになります。

では、第3段階とはなんでしょうか?

それは、ずばり「自宅」です。現在も約7割の人が病院で死んでいますが、近年の国の方針転換により、自宅で死を迎えざるを得なくなってきたのです。

厚生労働省は2012年を「地域包括ケア元年」と位置づけ、そこから「在宅死」奨励のキャンペーンを続けています。これは、「看取りの場所」を「病院」から「在宅」へ転換するというもので、そこから日本人の死に場所が変わったのです。いままでは、「治療が終わったので病院以外で療養を」と、早期退院を求められるようになりました。

一般的に「病院死」は不幸で「在宅死」は幸せと思われていますが、それは大きな間違いです。

自分の意思で自宅に戻るのではなく、病院に見放されて自宅に戻るからです。

本書では、これまで私が死について見てきたこと、考えてきたことをまとめました。これほどさまざまな死に関する話を網羅した本はないのではと、自負しています。

私はすでに後期高齢者の仲間入りをしましたので、そう長くないうちに死期を迎えると思います。どんな死に方をするかはわかりませんが、そのときは静かに迎えたい。穏やかに逝きたい。そう思う毎日です。

２０２３年10月　富家　孝

富家　孝（ふけ たかし）

医師、医療ジャーナリスト。医師の紹介などを手がける「ラ・クイリマ」代表取締役。1947年、大阪府生まれ。1972年東京慈恵会医大卒。1975年に内科医院を開業し、以後、病院チェーンを経営。その後、医療コンサルタント、新日本プロレスのリングドクター、日本女子体育大学助教授、早稲田大学講師などを務め、医療関係の著書を次々に発表。
現在、『読売新聞ヨミドクター』『夕刊フジ』などで連載コラムを持つ。著書は、『病気と闘うな 医者と闘え』(2001年、光文社)『「死に方」格差社会』(2015年、SBクリエイティブ)『不要なクスリ　無用な手術 医療費の8割は無駄である』(2016年、講談社)など計67冊。

それでもあなたは長生きしたいですか？
終末期医療の真実を語ろう

2024年1月19日 第1刷発行

著　　者	富家　孝
発 行 者	千葉 弘志
発 行 所	株式会社ベストブック 〒106-0041 東京都港区麻布台3-4-11 麻布エスビル3階 03（3583）9762（代表） 〒106-0041 東京都港区麻布台3-1-5 日ノ樹ビル5階 03（3585）4459（販売部） http://www.bestbookweb.com
印刷・製本	中央精版印刷株式会社
装　　丁	町田貴宏

ISBN978-4-8314-0255-4 C0047